Deborah Zongo

Les enfants avec nodules: que sont-ils devenus à l'âge adulte?

Déborah Zongo

Les enfants avec nodules: que sont-ils devenus à l'âge adulte?

Quelle efficacité à long terme d'une thérapie vocale chez des patients enfants?

Presses Académiques Francophones

Impressum / Mentions légales
Bibliografische Information der Deutschen Nationalbibliothek: Die Deutsche Nationalbibliothek verzeichnet diese Publikation in der Deutschen Nationalbibliografie; detaillierte bibliografische Daten sind im Internet über http://dnb.d-nb.de abrufbar.
Alle in diesem Buch genannten Marken und Produktnamen unterliegen warenzeichen-, marken- oder patentrechtlichem Schutz bzw. sind Warenzeichen oder eingetragene Warenzeichen der jeweiligen Inhaber. Die Wiedergabe von Marken, Produktnamen, Gebrauchsnamen, Handelsnamen, Warenbezeichnungen u.s.w. in diesem Werk berechtigt auch ohne besondere Kennzeichnung nicht zu der Annahme, dass solche Namen im Sinne der Warenzeichen- und Markenschutzgesetzgebung als frei zu betrachten wären und daher von jedermann benutzt werden dürften.

Information bibliographique publiée par la Deutsche Nationalbibliothek: La Deutsche Nationalbibliothek inscrit cette publication à la Deutsche Nationalbibliografie; des données bibliographiques détaillées sont disponibles sur internet à l'adresse http://dnb.d-nb.de.
Toutes marques et noms de produits mentionnés dans ce livre demeurent sous la protection des marques, des marques déposées et des brevets, et sont des marques ou des marques déposées de leurs détenteurs respectifs. L'utilisation des marques, noms de produits, noms communs, noms commerciaux, descriptions de produits, etc, même sans qu'ils soient mentionnés de façon particulière dans ce livre ne signifie en aucune façon que ces noms peuvent être utilisés sans restriction à l'égard de la législation pour la protection des marques et des marques déposées et pourraient donc être utilisés par quiconque.

Coverbild / Photo de couverture: www.ingimage.com

Verlag / Editeur:
Presses Académiques Francophones
ist ein Imprint der / est une marque déposée de
OmniScriptum GmbH & Co. KG
Heinrich-Böcking-Str. 6-8, 66121 Saarbrücken, Deutschland / Allemagne
Email: info@presses-academiques.com

Herstellung: siehe letzte Seite /
Impression: voir la dernière page
ISBN: 978-3-8416-2549-6

Université de Neuchâtel
Faculté des lettres et sciences humaines
Institut d'orthophonie
Cours 21

Les enfants avec nodules : que sont-ils devenus à l'âge adulte ?

DEBORAH ZONGO

Mémoire pour l'obtention du diplôme d'orthophonie-logopédie

Sous la direction de Madame le Docteur Valérie Schweizer, ORL-Phoniatre

Octobre 2005

Remerciements

Je tiens à remercier Madame Valérie Schweizer pour le temps qu'elle a consacré à la direction de ce mémoire.

Je souhaite également remercier l'équipe des logopédistes de l'Unité de Phoniatrie et de Logopédie du CHUV pour leur aide et leurs bons conseils.

Enfin, je tiens également à remercier les quinze personnes qui ont accepté de participer à cette étude.

RESUME

Les thérapies vocales chez les enfants sont difficiles, cela pour diverses raisons : les jeunes enfants dysphoniques n'ont pas conscience du trouble dont ils « souffrent » et vivent dans un milieu propice aux abus vocaux. De nombreux enfants dysphoniques (dont les enfants avec nodules) sont pris en charge pour suivre une thérapie vocale, mais on ne sait pas quels en sont les résultats à plus ou moins long terme. En effet, aucune étude longitudinale importante n'a été rapportée dans la littérature à ce sujet .

La présente recherche vise à déterminer comment des enfants dysphoniques (tous porteurs de nodules sur leurs cordes vocales), devenus adultes, vivent avec leur voix actuelle : sont-ils toujours gênés par leur voix ? de quelle qualité est-elle ? Ont-ils tiré profit de la thérapie vocale suivie dans leur enfance ? Comment sont leurs cordes vocales aujourd'hui ? Ont-elles encore des lésions ? Comment vibrent-elles ? Cette étude tente d'y répondre.

Les conclusions ne permettent pas de faire un lien direct entre l'efficacité du traitement entrepris dans le passé et le devenir de leur voix à l'âge adulte. Les résultats ne sont pas aussi concluants que l'on aurait pu imaginer. Une minorité des sujets étudiés a retrouvé une voix normale. Cette étude montre qu'il est nécessaire de se questionner sur le type de thérapie à pratiquer chez des enfants dysphoniques ; elle propose en outre de considérer quelques perspectives d'avenir en matière de thérapie vocale.

I. INTRODUCTION

A. Préambule

Les cours de phoniatrie et de thérapie vocale suivis à l'université de Neuchâtel m'ont fortement intéressée et m'ont poussée à faire mon stage de spécialisation en voix et déglutition au CHUV, à Lausanne. J'avais cependant déjà décidé de faire un sujet de mémoire sur le thème de la voix et avais ainsi contacté Madame Schweizer afin de lui proposer de diriger mon futur mémoire. C'est à cette occasion qu'elle m'a parlé d'archives concernant des enfants dysphoniques porteurs de nodules ayant été suivis par un médecin ORL et un(e) logopédiste, qui pourraient faire l'objet d'un mémoire. Le sujet m'ayant plu, j'ai décidé d'utiliser ces dossiers afin d'évaluer la voix de ces personnes à l'âge adulte. Ainsi, dès le début de mon stage pratique au CHUV, j'ai pu commencer à contacter ces anciens patients afin de solliciter leur éventuelle collaboration à mon mémoire.

Ce travail m'a également permis de mettre à profit mon début d'expérience dans le domaine de la voix et d'approfondir mes connaissances théoriques sur les pathologies vocales (plus particulièrement les nodules) ainsi que sur les thérapies vocales.

B. Problématique

De nombreux ouvrages littéraires décrivent la thérapie vocale chez les enfants présentant des dysphonies hyperfonctionnelles et des nodules des cordes vocales. Cependant, le plus souvent, on ne sait pas ce que ces personnes deviennent dans le futur : ces enfants, qui présentaient une voix plutôt éraillée, qui avaient tendance à crier, qui n'arrivaient pas à chanter correctement à l'école, ont-ils acquis par la suite une voix qui leur convient ? Ne sont-ils plus gênés par leur voix ? L'orthophonie les a-t-elle aidé dans l'amélioration de leur voix ? Aucune étude longitudinale n'a été effectuée sur ce thème jusqu'à présent (1). On trouve par contre beaucoup d'articles comparant des enfants entre eux ou des adultes entre eux (notamment des professionnels utilisant beaucoup leur voix, comme les chanteurs ou les enseignants).

Les dossiers des « ex-enfants dysphoniques » entreposés dans les archives de l'Unité de Phoniatrie et Logopédie du CHUV étaient pour moi l'occasion d'aborder ce sujet. Une comparaison directe avec leur voix d'enfant étant impossible, il m'a paru intéressant de faire une évaluation générale de la voix de ces personnes devenues adultes. Pour cela, je me suis basée à la fois sur leur point de vue et à la fois sur un point de vue plus scientifique.

C. Contenu du mémoire

Une première partie traitera d'éléments théoriques. L'anatomie et la physiologie du larynx adulte et de celui de l'enfant, l'appareil respiratoire et les résonateurs seront les premiers thèmes abordés. Je traiterai également du développement de la voix de l'enfant jusqu'au stade adulte, en passant par le phénomène de la mue. Puis d'autres paramètres importants pour la phonation seront traités, comme les paramètres acoustiques de la voix. L'évaluation vocale (comprenant l'anamnèse, l'examen de l'appareil vocal et l'analyse acoustique de la voix) sera ensuite présentée, suivie des dysphonies dysfonctionnelles chez l'enfant et chez l'adulte, puis du chapitre traitant des nodules des cordes vocales. La dernière partie théorique sera consacré à la thérapie vocale ainsi qu'au traitement des nodules. La question *« Que deviennent les dysphonies de l'enfant à l'âge adulte ? »* sera posée. A partir des différents éléments théoriques, deux hypothèses de départ seront émises.

La deuxième partie du mémoire parlera de la méthode adoptée pour accomplir cette recherche (l'évaluation de la qualité de la voix chez des adultes ayant souffert de nodules vocaux durant leur enfance) ainsi que des résultats obtenus.

Une discussion des résultats de l'étude, leur comparaison avec les hypothèses de départ et une conclusion termineront ce travail.

II. PARTIE THEORIQUE

A. Description de l'appareil phonatoire

A.1 Anatomie du larynx

Le larynx est la première partie de nos voies respiratoires inférieures. Il s'ouvre et siège dans l'hypopharynx, et se prolonge vers le bas par la trachée. Ses trois principaux rôles sont la respiration, la protection des voies aériennes lors de la déglutition et la phonation.

A l'âge adulte, le larynx siège en avant de la face antérieure des 3ème, 4ème, 5ème et 6ème vertèbres cervicales (2). Il est palpable dans la partie antérieure du cou, entre l'os hyoïde et les premiers cartilages trachéaux et bien visible, en particulier chez l'homme (pomme d'Adam).

A.1.1. Les cartilages

Le larynx comporte une armature fibro-cartilagineuse composée de trois cartilages (3) (Figure 1). Le **cartilage cricoïde** surmonte le premier anneau trachéal et ressemble à une bague dont le chaton est situé postérieurement. Antérieurement, il a la forme d'un arc, l'arc cricoïdien ; postérieurement, il est plus haut et prend la forme d'une plaque verticale appelée chaton cricoïdien (4).

Le **cartilage thyroïde** a la forme d'un angle dièdre ouvert vers l'arrière (avec un angle de 90 degrés chez l'homme, 120 degrés chez la femme) et correspond au relief de la pomme d'Adam dans le cou. Ce dièdre est constitué de deux ailes, droite et gauche, réunies par un bord antérieur, plus ou moins saillant selon le sexe, dénommé proéminence laryngée. Postérieurement, chaque aile se prolonge par une corne supérieure et une corne inférieure. Ce cartilage s'articule avec le cartilage cricoïde par sa corne inférieure (articulation crico-thyroïdienne). Les articulations crico-thyroïdiennes fonctionnent comme un pivot permettant au cartilage thyroïde de basculer légèrement vers l'avant autour de leur axe. Ce mouvement a pour effet d'étirer les cordes vocales vers l'avant. **L'épiglotte** a la forme d'une feuille et de son pétiole. Elle est implantée par ce pétiole dans l'intérieur du cartilage thyroïde, juste au-dessus de l'insertion des cordes vocales. Elle coiffe le larynx et se rabat en arrière lors de la déglutition (3). Antérieurement, l'épiglotte est reliée à la base de la langue par une membrane en forme de double cuvette, les vallécules.

A l'intérieur de cette armature solide se trouvent les organes mobiles qui vont permettre au larynx d'exercer ses mouvements d'ouverture et de fermeture. Ces organes mobiles sont représentés par deux petits cartilages en forme de pyramide, les aryténoïdes, qui s'articulent avec le chaton cricoïdien et qui vont s'écarter et se rapprocher en glissant sur leurs surfaces articulaires cricoïdiennes, ouvrant et fermant ainsi alternativement la lumière laryngée. On parle d'abduction et d'adduction.

L'os hyoïde ne fait pas partie du larynx, mais permet de le suspendre et de le mobiliser vers le haut. Il fait partie des os du crâne. C'est le seul os complètement libre de notre corps, n'étant relié au larynx et à la mandibule que par des muscles et des ligaments. Ce point essentiel en fait un os très mobile lors de la déglutition. On peut le palper aisément à la face antérieure du cou, entre le larynx et la mandibule. Il a la forme d'un fer à cheval et siège immédiatement au-dessus du cartilage thyroïde. L'os hyoïde comprend un corps antérieur sur lequel se rattachent deux grandes cornes en arrière et deux petites cornes au-dessus.

Figure 1 : vue latérale et vue postérieure du larynx

(d'après Aronson, 1983, p.17)

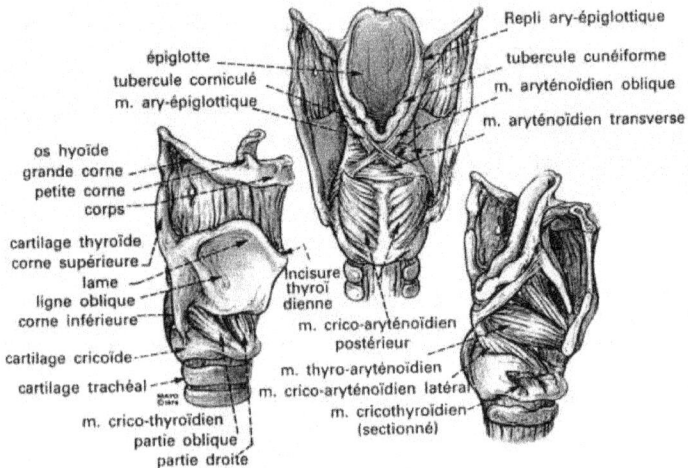

épiglotte
tubercule corniculé
m. ary-épiglottique

Repli ary-épiglottique
tubercule cunéiforme
m. aryténoïdien oblique
m. aryténoïdien transverse

os hyoïde
grande corne
petite corne
corps

cartilage thyroïde
corne supérieure
lame
ligne oblique
corne inférieure

Incisure
thyroï
dienne
m. crico-aryténoïdien
postérieur

cartilage cricoïde
cartilage trachéal
m. crico-thyroïdien
partie oblique
partie droite

m. thyro-aryténoïdien
m. crico-aryténoïdien latéral
m. cricothyroïdien
(sectionné)

A.1.2. Les ligaments et membranes du larynx

Les ligaments et membranes du larynx (les éléments principaux sont décrits plus loin) sont des faisceaux de tissu fibreux, unissant les différentes parties du larynx et participant ainsi à son articulation.

Les ligaments thyro-hyoïdiens latéraux réunissent les extrémités des cornes supérieures du cartilage thyroïde aux extrémités postérieures des grandes cornes de l'os hyoïde.

La membrane thyro-hyoïdienne unit le bord supérieur du cartilage thyroïde au bord antérieur de l'os hyoïde : elle est composée de tissu fibro-élastique.

Le ligament thyro-hyoïdien médian est un épaississement de la partie centrale de la membrane thyro-hyoïdienne qui abrite de chaque côté la branche interne du nerf laryngé supérieur et de l'artère laryngée supérieure.

La membrane quadrangulaire réunit les côtés de l'épiglotte aux cartilages aryténoïdes.

Le cône élastique est un élément fibreux, élastique et résistant, qui borde tout le larynx et forme l'assise de sa musculature.

A.1.3. Les muscles

Les mouvements des cordes vocales sont produits par les muscles laryngés intrinsèques (Figure 2): le muscle crico-aryténoïdien postérieur, muscle dilatateur de la glotte selon Cornut (3), est un muscle abducteur, pair (4); les muscles crico-aryténoïdien latéral, pair, inter-aryténoïdien, impair (oblique et transverse), et thyro-aryténoïdien supérieur et inférieur, pair (dont la couche interne forme le muscle de la corde vocale, appelé aussi muscle vocal), sont des muscles adducteurs (3); le muscle crico-thyroïdien, pair, appelé aussi muscle tenseur de la corde vocale, dont la contraction fait basculer le cartilage thyroïde sur le cartilage cricoïde, tend ainsi la corde vocale. Il allonge les cordes vocales et est utilisé en phonation aiguë.

Figure 2 : muscles intrinsèques du larynx
(d'après Heuillet-Martin et coll., 1995, p.21)

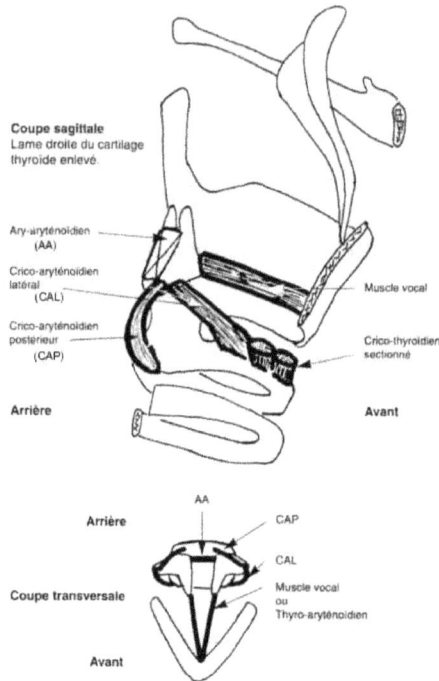

Coupe sagittale
Lame droite du cartilage
thyroïde enlevé.

Ary-aryténoïdien
(AA)

Crico-aryténoïdien
latéral
(CAL)

Crico-aryténoïdien
postérieur
(CAP)

Muscle vocal

Crico-thyroïdien
sectionné

Arrière

Avant

AA

Arrière

Coupe transversale

Avant

CAP

CAL

Muscle vocal
ou
Thyro-aryténoïdien

A.1.4. Système suspenseur du larynx

Le larynx est un organe mobile qui effectue d'importants mouvements verticaux grâce à un système musculaire suspenseur qui le relie en haut au crâne et au maxillaire inférieur, en bas à la partie supérieure du thorax. L'ensemble de ces muscles, dit musculature extrinsèque du larynx, permet des mouvements laryngés non seulement de haut en bas mais aussi d'avant en arrière. Les principaux muscles extrinsèques permettant de suspendre le larynx sont les muscles sterno-cléido-hyoïdiens, omo-hyoïdiens, sterno-thyroïdiens et thyro-hyoïdiens.

A.1.5. Innervation

L'innervation du larynx est assurée par deux nerfs, branches du nerf vague : le nerf laryngé supérieur et le nerf laryngé inférieur (ou nerf laryngé récurrent). Les fibres motrices sont issues du noyau ambigu (tronc cérébral, noyau moteur du nerf vague). Les fibres sensitives se terminent dans la partie bulbaire du noyau du tractus solitaire.

Le nerf laryngé supérieur se sépare du nerf vague après son émergence de la base du crâne. Sa partie sensitive, ou nerf laryngé interne, se sépare à la hauteur de l'os hyoïde, puis se dirige vers la membrane thyro-hyoïdienne qu'elle traverse (perforation). Elle innerve l'hypopharynx et la margelle laryngée jusqu'au-dessus des cordes vocales. Cette sensibilité est responsable du réflexe vif de fermeture du larynx survenant lorsqu'une goutte d'eau ou une poussière touchent l'épiglotte ou la margelle laryngée, ainsi que de la sensibilité du pharynx au passage des aliments, au chaud, au froid, à la douleur. La partie motrice du nerf laryngé supérieur est le fin nerf laryngé externe, qui chemine en surface des constricteurs du pharynx pour atteindre le muscle crico-thyroïdien. Sa stimulation étire les cordes vocales (chant aigu).

Le nerf laryngé inférieur ou nerf laryngé récurrent se détache du nerf vague dans la partie moyenne du cou. A droite, il descend jusqu'en dessous de l'artère sous-clavière, la contourne, puis remonte vers le larynx. A gauche, il descend plus longuement le long du nerf vague jusque dans le thorax ; il contourne la crosse aortique avant de remonter vers le larynx. Avant d'atteindre le larynx, ce nerf croise, à gauche comme à droite, les pédicules vasculaires inférieurs de la glande thyroïde. Le nerf laryngé inférieur assure l'innervation motrice de la musculature intrinsèque laryngée et l'innervation sensitive de la glotte (cordes vocales) et de la trachée sous-jacente.

A.1.6. Vascularisation du larynx

La vascularisation du larynx est dépendante du système vasculaire de la glande thyroïde. Elle comprend trois pédicules artério-veineux :

- l'artère et la veine laryngées supérieures (principaux vaisseaux du larynx) ; l'artère est issue de l'artère thyroïdienne supérieure, branche de l'artère carotide externe ;
- l'artère et la veine antéro-inférieures ; l'artère est une branche terminale de l'artère thyroïdienne supérieure ;
- l'artère et la veine postéro-inférieures ; l'artère est issue de l'artère thyroïdienne inférieure, qui suit le nerf laryngé inférieur (nerf récurrent).

Les veines laryngées se drainent dans la veine jugulaire interne.

A.1.7. Configuration interne du larynx

Le larynx (Figure 3) est enfermé dans le pharynx. La cavité laryngée se divise en trois étages : la sus-glotte, la glotte et la sous-glotte.

La sus-glotte ou étage supra-glottique correspond à l'entrée du larynx (vestibule laryngé). Elle est constituée par l'épiglotte, les fausses cordes vocales (ou bandes ventriculaires), les replis ary-épiglottiques et les aryténoïdes. La sus-glotte comprend le vestibule qui s'étend de l'orifice supérieur du larynx aux bandes ventriculaires. Elle comprend notamment la région ventriculaire comprise entre les fausses cordes et les vraies cordes vocales, appelée ventricule de Morgani.

La glotte ou étage glottique comprend les cordes vocales elles-mêmes et la surface comprise entre elles. Dutoit-Marco (5) distingue une portion intermembraneuse de la glotte limitée par les cordes vocales en avant et une portion intercartilagineuse limitée latéralement et postérieurement par les surfaces des cartilages aryténoïdes et par le muscle aryténoïdien transverse.

L'auteur explique que la largeur de la glotte est déterminée par les mouvements des cartilages aryténoïdes. L'ouverture est la plus grande en inspiration profonde et la plus étroite durant la phonation et la toux.

La sous-glotte ou étage infra-glottique est située juste sous l'étage glottique. Elle correspond au cartilage cricoïde et se prolonge par la trachée.

Figure 3 : coupe frontale avec vue de la région antérieure. Les trois étages du larynx.

(d'après Heuillet-Martin et coll., 1995, p.25)

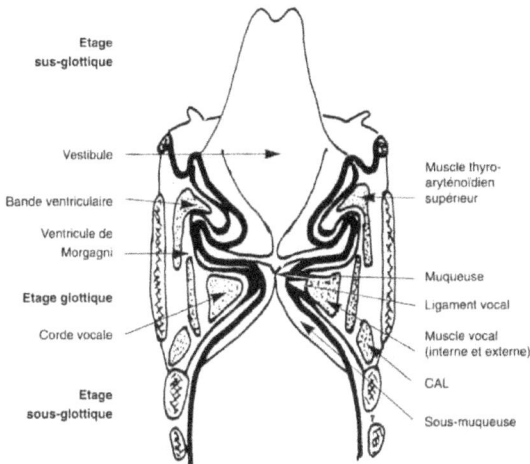

A.1.8. Les cordes vocales et leur vibration

Une corde vocale, appelée aussi pli vocal (*vocal fold*, en anglais), est un « ruban » tendu entre l'intérieur de l'angle antérieur du cartilage thyroïde et l'apophyse vocale du cartilage aryténoïde (Figure 4). Les cordes vocales sont blanches et nacrées. Au nombre de deux, elles sont dans un plan horizontal et ont une direction antéro-postérieure. Vues de dessus, elles ont une position en « V », la pointe du « V » étant insérée en avant. Elles sont constituées par la juxtaposition du muscle vocal et du ligament vocal, recouverts en surface par de l'épithélium malpighien pluristratifié non kératinisé à cellules prismatiques pavimenteuses. Le ligament a une structure interne complexe appelée *lamina propria*, qui comporte une couche superficielle formée d'un tissu lâche avec quelques fibres élastiques, une couche intermédiaire composée de fibres élastiques et une couche profonde avec des fibres collagènes pratiquement inextensibles. L'appellation « muqueuse » de la corde vocale est réservée à l'ensemble formé par l'épithélium et la couche superficielle (3). Antérieurement et postérieurement, le ligament cordal possède dans son épaisseur des zones germinatives appelées *macula flava*. Ces deux petites zones ovalaires permettent à la corde vocale de s'organiser et de se structurer au cours de la croissance de l'individu.

D'après Dutoit-Marco (5), la longueur des cordes vocales varie entre 18 et 24 mm chez l'homme et entre 12 et 18 mm chez la femme.

En tant que vibrateur, la corde vocale peut être considérée comme composée de deux parties :

- un « corps » constitué par le muscle vocal et la couche profonde de la *lamina propria*, qui sont étroitement solidaires ;
- une « couverture » très souple formée par la juxtaposition de l'épithélium et des couches superficielle et intermédiaire de la *lamina propria*.

Pour produire un son vocal, les cordes vocales doivent se rapprocher l'une de l'autre (mouvement d'adduction). L'air pulmonaire est expiré et passe ainsi entre elles, provoquant une vibration sonore. C'est la muqueuse des cordes vocales qui, en glissant sur le ligament et le muscle, entre en vibration. La vibration laryngée est donc formée d'alternance de brusques mouvements d'ouverture et de fermeture des berges (lèvres) cordales. A chaque ouverture des berges cordales, l'air jaillit sous pression. Le son laryngé est ainsi constitué d'une succession de « puffs » d'air sortant de la glotte de façon rythmée, plus ou moins régulière, assimilables à des impulsions acoustiques.

Les mouvements vibratoires caractéristiques en phonation (invisibles à l'œil nu car trop rapides) sont visibles en vidéo-stroboscopie. Entre son début et sa fin, une vibration connaît une phase d'ouverture et une phase de fermeture que l'on appelle cycle. Le nombre de cycles par seconde détermine la hauteur fondamentale de la voix ou tonalité. Un certain déplacement est accompli par les lèvres vocales pendant ce cycle: un mouvement vertical, résultant de la pression sous-glottique, et un mouvement horizontal, comportant une phase d'écartement, une phase d'élongation maximale, une phase de rapprochement et une phase d'accolement (contact). Ces phases sont d'autant plus courtes que le nombre de cycles par seconde est élevé. L'écartement des plis vocaux est fonction de la fréquence : il est plus grand pour un son grave (écartement maximal 3 mm) et plus petit pour un son aigu (ouverture maximale 1 mm environ).

Figure 4 : les cordes vocales

(d'après Brin et coll., 1997, Planches-Tableaux, p.19)

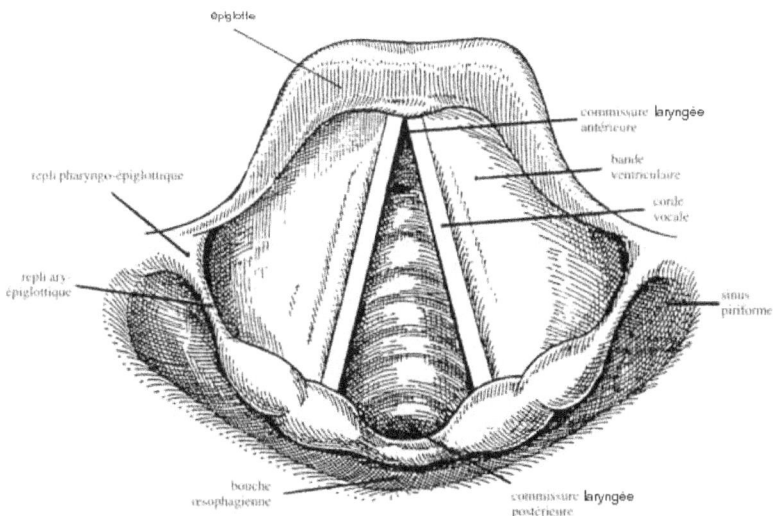

A.2. L'appareil respiratoire

L'énergie nécessaire à la production vocale est fournie par la soufflerie pulmonaire (6). Cette soufflerie est avant tout notre organe respiratoire. La respiration est l'ensemble des phénomènes qui concourent à assurer les échanges gazeux entre notre milieu et nos cellules (apport de l'oxygène nécessaire au métabolisme cellulaire et évacuation du gaz carbonique produit).

A.2.1. Phénomènes mécaniques de la respiration

Tout acte respiratoire comporte deux temps : l'inspiration et l'expiration. Pour que l'inspiration se produise, il faut que la pression à l'intérieur des poumons devienne inférieure à la pression atmosphérique : l'air pénètre alors à travers le nez, la bouche, le larynx, la trachée et les bronches vers les alvéoles pulmonaires. Le deuxième temps de la respiration, l'expiration, se produit lorsque la pression à l'intérieur des poumons devient supérieure à la pression atmosphérique. L'air s'écoule alors en sens inverse, vers l'extérieur.

Inspiration

Dans la respiration calme, seul le temps inspiratoire nécessite la mise en jeu d'une activité musculaire. Le mouvement inspiratoire se caractérise par un agrandissement de la cage thoracique dans toutes ses dimensions, d'où une dilatation des poumons, solidaires des parois de la cage thoracique grâce aux deux feuillets de la plèvre.

Le muscle diaphragmatique sépare la cavité thoracique de la cavité abdominale. Ses insertions se situent au niveau des vertèbres lombaires, des côtes et du sternum (7). Ce muscle représente la principale force musculaire inspiratoire : lorsqu'il se contracte, il abaisse ses deux coupoles de un à deux espaces intercostaux, refoulant ainsi le contenu abdominal et tirant vers le bas du corps le plancher de la cage thoracique ; simultanément, il dilate les six dernières paires de côtes, agrandissant le diamètre transversal et antéro-postérieur du thorax. Le mouvement de dilatation des côtes est complété par la contraction des muscles intercostaux externes (ces muscles n'ont un rôle actif que dans l'inspiration s'accompagnant d'effort) et, parfois, de certains muscles du cou appelés inspirateurs accessoires (scalènes, petits dentelés postéro-supérieurs, sterno-cleïdo-mastoïdiens), permettant d'augmenter le volume inspiratoire par amplification de l'ouverture du thorax dans sa partie haute (a).

Expiration

Le temps expiratoire est, dans la respiration calme, le résultat du retour à la position de repos des poumons et de la cage thoracique, sous l'influence des forces d'élasticité thoracique et pulmonaire, lorsque les muscles inspirateurs cessent leur action. Le temps expiratoire est dit pour cette raison « passif ». En effet, les structures élastiques de la cage thoracique (tissu pulmonaire, cartilages costaux) peuvent être assimilés à des ressorts qui ont été étirés hors de leur position d'équilibre pendant l'inspiration. Lorsque les forces inspiratoires cessent, ces structures tendent à reprendre leur position de repos, ce qui entraîne une fermeture des côtes et une remontée diaphragmatique.

Toutefois, lorsque le mouvement expiratoire doit être plus rapide, plus prolongé, ou lorsqu'il faut obtenir une pression expiratoire plus élevée, des muscles expirateurs entrent en jeu :

les muscles abdominaux, en se contractant, abaissent les côtes et élèvent la pression intra-abdominale, provoquant ainsi une remontée diaphragmatique ; les muscles intercostaux internes aident la fermeture costale.

Le dos intervient également durant la respiration. Une mauvaise posture, une position dorsale inadéquate, une nuque rigide, limitent les mouvements thoraciques et diminuent considérablement la qualité de la respiration et de la phonation.

Pendant la **phonation**, le mouvement respiratoire s'adapte de façon très particulière (3) : le rythme respiratoire est profondément modifié ; l'inspiration se raccourcit ; la phase expiratoire, qui correspond à la phonation, est considérablement allongée ; les volumes d'air mobilisés sont nettement supérieurs à ceux d'une respiration calme et dépendent du type d'activité vocale ; les pressions pulmonaires expiratoires sont supérieures à celles de la respiration normale. L'affrontement des cordes vocales crée un obstacle au flux d'air expiré ; les muscles respiratoires doivent augmenter leur effort pour produire une pression sous-glottique plus élevée et la maintenir durant toute l'émission sonore, la moduler en fonction des variations d'intensité, de tonalité et de timbre. Puisque la durée de la phase expiratoire et le débit d'air doivent être contrôlés, l'expiration passive devient active. Ceci nécessite le contrôle de toute la musculature expiratoire. Les volumes d'air mobilisés sont variables et dépendent du type d'activité vocale : voix parlée en intensité normale, faible, forte, voix de lecture ou voix chantée (5).

A. 2. 2. Types de respiration

Classiquement, on distingue trois types de respiration (6) : le type thoracique supérieur, le type thoracique inférieur et le type abdominal. On observe en effet que la respiration peut être exécutée soit par un mouvement d'élévation - abaissement du thorax, soit par un mouvement d'élargissement – resserrement de la base du thorax, soit encore ou alors par un mouvement d'avancée - retrait de la paroi abdominale. Le premier type de mouvement (thoracique supérieur) est plus nettement individualisé que les deux autres, le plus souvent associés en un type thoraco-abdominal.

Le souffle thoracique supérieur correspond à la parole ou à la voix non directive (expression simple). **L'usage du souffle thoracique supérieur lors de la**

projection vocale (voix forte) est le principal élémént du comportement de forçage vocal, dont nous parlerons plus loin.

Le type abdominal correspond à la voix projetée, définie comme une phonation produite avec intention déclarée d'agir sur autrui.

A.2.3. Volumes respiratoires

On appelle volume courant (VT) le volume d'air inspiré puis expiré lors de chaque respiration. Il correspond à environ 500 cm^3 au repos. Si le sujet doit respirer profondément et remplir puis vider ses poumons au maximum, il remplit et vide, en plus du volume courant, un volume de réserve inspiratoire (VRI) ou expiratoire (VRE). Ce volume est au total d'environ 1500 cm^3. Même en expirant le plus possible, nos poumons ne peuvent se vider entièrement. Le volume restant, appelé volume résiduel (VR) est de 1500 cm^3 environ. La capacité vitale pulmonaire est le volume d'air maximal mobilisable (VT + VRI + VRE). Elle varie entre 3,5 et 5 litres. Le volume d'air inspiré par minute au repos est d'environ six litres par minute (en moyenne douze respirations par minute).

L'activité musculaire respiratoire varie donc durant la phonation et contribue à réaliser un équilibre dynamique précis où sont impliqués, en plus de son propre ajustement : la pression sous-glottique, le tonus des cordes vocales et la quantité d'air contenu dans les poumons (la capacité vitale).

A.3 Les articulations

Les articulations crico-thyroïdiennes unissent l'extrémité inférieure des petites cornes du cartilage thyroïde aux faces externes de l'arc cricoïdien (6). Elles permettent la bascule du cartilage thyroïde par rapport au cricoïde autour d'un axe transversal passant par les deux articulations. Cette bascule antérieure a pour effet d'éloigner les points d'attache des cordes vocales, qui sont alors soumises à une plus grande tension (étirement).

Les articulations crico-aryténoïdiennes unissent la base des aryténoïdes au bord supérieur du chaton cricoïdien (Figure 5). Ces articulations permettent des mouvements de glissement de l'aryténoïde de dedans en dehors (réalisant l'abduction des cordes vocales), de dehors en dedans (réalisant l'adduction des cordes vocales), et des mouvements de rotation de l'aryténoïde par rapport à l'axe vertical entraînant l'apophyse vocale en dedans ou en dehors.

Figure 5 : adduction – abduction des cordes vocales
(d'après Brin et coll., 1997, Planches-Tableaux, p. 18)

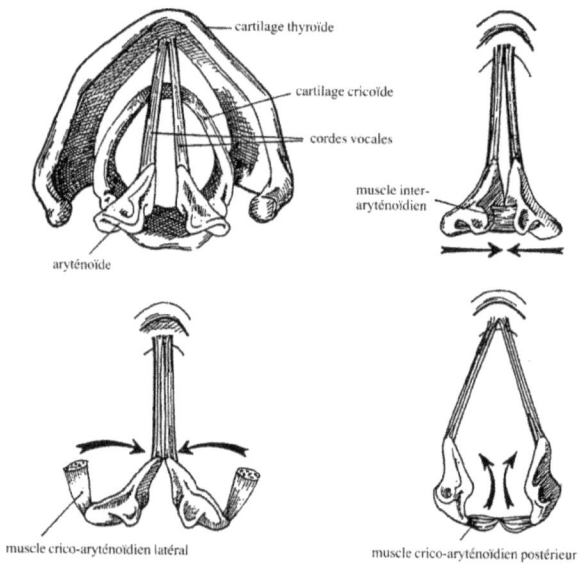

A.4 Les résonateurs

On donne le nom de résonateurs aux cavités que le son laryngé traverse avant d'arriver à l'air libre : pharynx, cavité buccale ainsi que cavité gingivo-labiale et, pour certains sons, naso-pharynx et fosses nasales (3).

Les résonateurs ont un triple rôle :

- – rôle de filtre acoustique modifiant le timbre du son (renforcement de certaines fréquences ou formants) ;
- – rôle de propagation du son et de continuité de la parole ;
- – rôle articulatoire.

La taille et la forme des résonateurs peuvent varier dans des proportions considérables car leurs parois sont sous la dépendance d'organes mobiles : mâchoires, langue, muscles du pharynx, larynx, voile du palais, lèvres. Chaque impulsion laryngée, en traversant un résonateur, le fait résonner à sa fréquence propre en ébranlant l'air contenu à l'intérieur de la cavité. Lorsqu'elle arrive à la sortie de la bouche, l'impulsion s'est chargée des fréquences propres des deux résonateurs qu'elle a traversés et représente donc une image acoustique de la forme des cavités pharyngo-laryngées.

La cage thoracique, la trachée et les sinus de la face ne peuvent être considérés comme des résonateurs, même si le chanteur ressent une impression de « résonance » à ces différents niveaux (il ressent une vibration, mais les fréquences sonores n'y sont pas renforcées spécifiquement).

Le pharynx et la cavité buccale sont nos deux principaux résonateurs, ayant chacun leur fréquence propre. Ces deux cavités ont la possibilité de changer rapidement de forme et de volume, modifiant leurs caractéristiques de renforcement fréquentiel. La conformation du pharynx dépend de la position du larynx, de la langue, du voile du palais. La conformation de la cavité buccale dépend de l'écartement des mâchoires, de la position de la langue et des lèvres.

B. Le développement du larynx, de la naissance à la puberté

Selon Heuillet-Martin et collaborateurs (1), le larynx de l'enfant est un organe en évolution, et n'est pas un simple modèle réduit du larynx de l'adulte. Sa croissance est très lente jusqu'à la puberté, où les transformations sont très importantes. Cette évolution est à la fois morphologique, topographique et histologique.

B.1. Evolution morphologique

La hauteur du larynx à la naissance est de deux centimètres, qui se divisent en deux parties distinctes : un centimètre sous-glottique et un centimètre sus-glottique. La partie sus-glottique est courte et relativement dilatable. La glotte a un aspect plus rond, plus ramassé que celui de l'adulte. La sous-glotte est la partie inextensible du larynx car ses parois sont formées par le cartilage cricoïde. Son diamètre néo-natal varie selon les auteurs entre 4.5 et 6 millimètres. Il va augmenter et atteindre dix millimètres à six ans et douze millimètres à douze ans.

B.1.1. Les cartilages

A la naissance, l'épiglotte est assez volumineuse. Elle est de forme variable et peut parfois gêner l'accès à la vision des cordes vocales.

Le cartilage thyroïde est, toutes proportions gardées, plus long, plus large, plus proche de l'os hyoïde que chez l'adulte. De ce fait, ni la saillie du cartilage, ni son échancrure supérieure ne sont aussi marquées. Les ailes thyroïdiennes ont un aspect en demi-cercle au lieu de former un angle.

Le cricoïde est relativement épais surtout au niveau du chaton cricoïdien. Il s'amincit progressivement avec la croissance.

Les aryténoïdes sont proportionnellement plus volumineux que chez l'adulte.

Lors de la croissance, l'importance des cartilages laryngés va diminuer au profit des structures ligamentaires et muqueuses.

B.1.2. L'os hyoïde

Chez le nouveau-né, l'os hyoïde est au contact du cartilage thyroïde. Avec la croissance, ces structures vont se séparer dans le sens cranio-facial. Son ossification commence à l'âge de deux ans.

B.1.3. Les cordes vocales

De couleur blanc nacré, elles ont une structure différente de celles de l'adulte. Jusqu'à la période de la mue, le cartilage aryténoïde représente la moitié de la corde vocale alors qu'il n'en constitue qu'un tiers chez l'adulte. Cette proportion plus importante de cartilage peut avoir une fonction de protection de la corde vocale, lors de la phonation notamment (1). Les cordes vocales du nouveau-né sont proportionnellement plus courtes et plus larges que celles de l'adulte ou même que celles du jeune enfant.

Longueur :

A la naissance, elles mesurent entre 4.5 et 5.6 millimètres (entre 4.5 et 5 mm selon Narcy et coll. [8]). Elles atteindront 6 mm à un an ; 8 mm à six ans ; 9 à 10 mm à dix ans. Leur croissance est très rapide dans les premiers mois.

Largeur :

La largeur de la portion membraneuse de la corde vocale est plus importante chez l'enfant. En effet, si l'on calcule le rapport : épaisseur de la muqueuse / longueur de la partie membraneuse, on trouve que celui-ci est de 0,3 à 0,6 chez le nouveau-né, de 0,2 ou plus chez l'enfant, et de 0,1 chez l'adulte. Donc, à la naissance, l'épaisseur de la muqueuse correspond à la moitié de la longueur de la corde vocale membraneuse.

Le plan glottique au lieu d'être horizontal est incliné en bas et en avant. On peut noter que l'angle d'ouverture des cordes vocales est plus large que chez l'adulte; ceci est à mettre en rapport avec la forme moins saillante du cartilage thyroïde.

B.1.4. Les bandes ventriculaires

Chez le nouveau-né, elles sont proportionnellement plus épaisses et plus larges que chez l'adulte et peuvent masquer, du moins partiellement, la vision des cordes vocales.

B.2. Evolution topographique

La position du larynx dans le cou est appréciée en fonction de son rapport avec la colonne vertébrale. A la naissance, le larynx est situé très haut : le sommet de l'épiglotte fait face au tiers inférieur de la première vertèbre cervicale C1 ; le plan glottique fait face au milieu de C3 ; le bord inférieur du cricoïde correspond au tiers supérieur de C4 ; l'os hyoïde se situe au tiers inférieur de C2. Cette position haute du larynx, avec le bord libre de l'épiglotte se situant au contact ou très près du voile du palais, rend la respiration nasale quasi obligatoire jusqu'à l'âge de quatre mois.

Pendant l'enfance, le larynx descend et s'agrandit. De la petite enfance à la puberté, il descend approximativement d'un corps vertébral (de façon identique chez le garçon et la fille). Ainsi, le bord inférieur du cartilage cricoïde atteint le tiers inférieur de C6 à la puberté. La descente du larynx est liée à plusieurs facteurs : la déflexion progressive de la tête entre la période fœtale et la période post-natale, la croissance respective de la colonne cervicale et du larynx, la descente authentique du larynx et de l'os hyoïde vers la position adulte. A la naissance et chez le petit enfant, le larynx est incliné en bas et en arrière, et se redressera progressivement durant l'enfance.

B.3. Evolution histologique

B.3.1. Les cartilages laryngés

Les cartilages laryngés sont d'autant plus souples que l'enfant est jeune ; les modifications histologiques du cartilage le rendent plus rigide. On a pu démontrer que le thyroïde et le cricoïde s'ossifiaient à l'âge adulte.

B.3.2. La musculature laryngée

A la naissance, le larynx joue un rôle sphinctérien important avec des contractions spasmodiques. Les vocalisations sont donc très brèves et peu modulées (1). Ensuite, en même temps que se fait la différenciation phonatoire du larynx, les fibres correspondant à une contraction lente et prolongée se développent, permettant une contraction prolongée nécessaire à la voix parlée et chantée. L'expression vocale est moins saccadée, la voix devient plus modulée.

B.3.3. La muqueuse de la corde vocale

D'un point de vue histologique, la composition des cordes vocales et particulièrement celle de leur muqueuse est différente chez l'enfant et chez l'adulte.

Les connaissances sur le ligament vocal du petit enfant sont imparfaites et imprécises, souvent contradictoires. Actuellement, on pense que le ligament élastique n'est pas constitué à la naissance (1). La *lamina propria* est plus épaisse proportionnellement qu'à l'âge adulte, elle est lâche et souple, et pratiquement uniforme dans sa structure. Les fibres élastiques apparaissent sans doute peu à peu et le ligament s'individualise entre un et quatre ans. Au début, il reste à distance du muscle, au milieu de la *lamina propria*. La différenciation de ces deux couches s'effectue progressivement entre six et quinze ans. Le ligament vocal n'est donc entièrement mature que vers la période de la mue. On évite d'opérer une corde vocale d'enfant avant 8-10 ans pour cette raison : les structures la composant sont encore trop imprécises pour une chirurgie délicate.

L'épaisseur de la muqueuse de la corde est plus importante que chez l'adulte.

La présence des *macula flava*, fibroblastes immatures, est constatée dès la dix-huitième semaine intra-utérine (1). Elles sont situées à la partie antérieure et postérieure des cordes vocales et ont un rôle actif dans leur constitution. Les fibroblastes immatures produiraient les fibres collagènes du ligament vocal et les fibres musculaires. Chez le nouveau-né, les *macula flava* s'étendent jusqu'au milieu de la corde. Chez l'adulte, on les retrouve dans l'espace de Reinke, au niveau des insertions antérieures et postérieures du ligament.

La structure histologique de la corde vocale continuera d'évoluer avec l'âge, avec un épaississement et une distension oedémateuse de la couche superficielle de la *lamina propria*. Lors du vieillissement, on constate une atrophie progressive des fibres élastiques du ligament, et une augmentation des fibres collagènes de la couche profonde.

B.4. Physiologie

La physiologie du larynx de l'enfant, c'est-à-dire de la production vocale, ne diffère pas complètement de celle de l'adulte. Elle se distingue d'elle par des caractéristiques qui tiennent à la morphologie du larynx et à la croissance de celui-ci. Cependant, si son mécanisme de production est identique, la voix est individuelle, propre à l'enfant par ses paramètres d'intensité, de hauteur ainsi que par son timbre (8).

B.5. Aspects anatomiques

Il est intéressant de noter que chez le jeune enfant, le thorax est aplati et l'abdomen proéminent. La respiration est de type abdominal. Les muscles sont souvent hypotoniques. Telle est la situation jusqu'à sept ans environ.

A la naissance, le volume laryngé est équivalent à un tiers de celui du larynx féminin. La voix est très aiguë (le larynx étant en position haute). Les résonateurs bucco-nasaux font une angulation beaucoup plus fermée que chez l'adulte. La présence de végétations adénoïdes dans le cavum, l'importance de l'hypertrophie amygdalienne, modifient le volume des cavités correspondantes et peuvent contribuer à un timbre nasonné de la voix.

B.6. Aspects psycho-physiologiques

Le contexte individuel et l'environnement familial influencent considérablement la voix de l'enfant (8). Plusieurs facteurs sont à considérer : les aspects psycho-physiologiques, l'éducation et le milieu, ainsi que l'hérédité (voir chapitre sur les dysphonies hyperfonctionnelles chez l'enfant).

C. L'évolution de la voix de l'enfant

Le larynx est déjà entièrement constitué dès le troisième mois intra-utérin (9). La première activité vocale est le cri qui suit la **naissance** et qui traduit la difficulté qu'éprouve l'enfant à s'adapter aux stimuli du monde extérieur (3). Ses caractéristiques de durée, d'intensité, de timbre, de hauteur, varient suivant la vitalité de chaque enfant. Cependant, on retrouve certaines constantes (1). Le cri a une durée moyenne d'une seconde. Sa hauteur se situe entre 440 et 500 Hz. Son timbre est pauvre en harmoniques concentrés dans les aigus. L'intensité est généralement forte, reflétant communément le degré de vitalité du nourrisson et peut atteindre 80 à 90 décibels (dB).

Pendant les **premières semaines** de vie, le cri résume pratiquement toute l'activité vocale de l'enfant. Il fait partie des réactions motrices de l'enfant aux problèmes végétatifs (faim, douleur). Le bébé de moins de trois semaines posséderait quatre cris structurellement et fonctionnellement différents dans son répertoire (1). Le premier cri de base est celui que l'on appelle par commodité le « cri de faim ». Les trois autres diffèrent par leur durée, leur déroulement temporel et leurs caractéristiques spectrographiques spécifiques. Il s'agit du « cri de colère », du « cri de douleur » et du « cri de réponse à une frustration ». Ces cris induiraient des réactions spécifiques chez la mère.

A partir du **troisième mois**, apparaît un autre type d'activité vocale, de type ludique, à laquelle on donne le nom de « lallations ». Ces sons n'ont aucune valeur significative et ne traduisent encore aucun désir de communication avec l'entourage. Ils expriment simplement le bien-être et entraînent un plaisir sensori-moteur qui pousse l'enfant à les reproduire. Les caractéristiques de ces « jeux vocaux » sont très différentes des cris. Leur intensité est plus faible, leur hauteur un peu moins élevée, et leurs modulations plus douces. Un dialogue mère-enfant s'installe et l'expression vocale du bébé se structure en fonction de sa capacité à influencer le comportement maternel. La voix restera jusqu'à l'apparition de la parole le principal moyen de communication et sera porteuse des émotions fondamentales du bébé (1).

A partir du **septième mois**, l'enfant devient capable d'imiter les sons qu'il entend et son activité vocale va considérablement se modifier. Les émissions sonores très diversifiées qu'il a explorées jusqu'alors cèdent progressivement la place à des vocalisations qui tendent à reproduire, avec plus ou moins de fidélité, les modèles vocaux de l'entourage. L'enfant reproduit d'abord, et de manière assez fidèle, la courbe d'enveloppe des sons, c'est-à-dire l'aspect global du timbre, le contour mélodique et certains aspects rythmiques. En quelque sorte, il imite mieux et plus précocement la voix que la parole. L'étendue vocale atteint une octave. Les oppositions de tonalité sont plus franches, l'élaboration du rythme devient évidente.

A partir de **huit mois**, on remarque un appauvrissement des productions car l'enfant opère une sélection et une correction à partir de ce qu'il entend. L'environnement va jouer un rôle de moule évolutif en canalisant les productions vocales vers une fonction de communication. Un contrôle audio-phonatoire et visuel se met peu à peu en place (1).

A **un an**, apparaissent les premiers mots, mais ils traduisent les émotions plutôt qu'ils ne les désignent. A cet âge, grâce à un meilleur contrôle moteur et grâce à l'imitation, on constate déjà une stabilisation du timbre, de l'intensité et de la tonalité.

A partir d'**un an et demi**, l'expression linguistique prend de plus en plus d'importance. L'enfant devient capable d'établir une correspondance précise entre les objets et les mots qu'il entend et qu'il essaie de répéter ; il commence à faire de courtes phrases. Les premières manifestations linguistiques sont encore très globales et les variations de fréquence et d'intensité conservent une grande importance. La voix reste très mouvante et exprime toujours l'état du moment (1).

Toutefois, inéluctablement, la fonction ludique et expressive cède progressivement le pas à la fonction représentative. La voix perd en spontanéité et en liberté ce que la parole gagne en précision.

Vers **trois ans**, le fondamental vocal (Fo) (voir le chapitre sur la hauteur de la voix) est stabilisé ; il se situe autour de 318 Hertz (Hz). On note un abaissement du Fo entre quatre et cinq ans, qui passe en moyenne de 308 à 280 Hz.

A **sept ans**, les voix du garçon et de la fille sont semblables ; leur Fo tourne autour de 270 Hz.

Chez le garçon, l'aggravation du fondamental laryngé est marquée par une chute brusque à quatorze - quinze ans (Tableau 1), correspondant au phénomène de la mue. Chez la fille, l'aggravation est progressive à partir de onze - douze ans, répondant ainsi à l'âge de la puberté.

Tableau 1 : fréquence vocale fondamentale en fonction de l'âge, chez l'enfant :

Selon Cornut et coll. (10)	
âge	Ensemble des enfants
5 – 6 ans	281 Hz
6 – 7 ans	277 Hz
7 – 8 ans	286 Hz
8 – 9 ans	286 Hz

Selon Narcy et coll. (8)		
âge	Fréquence en Hertz (Hz)	
	Garçons	Filles
8-9 ans	270 Hz	295 Hz
10-11 ans	270 Hz	290 Hz
12-13 ans	260 Hz	260 Hz
14-15 ans	190 Hz	250 Hz

Physiologiquement, leur étendue vocale varie entre deux et trois octaves. Par contre, la tessiture de la voix chantée est d'une octave seulement jusqu'à huit ans. Les temps phonatoires moyens, à sept ans, sont d'environ douze secondes. En ce qui concerne l'intensité, la voix du garçon est souvent plus forte, plus intense que celle de la fille. On peut, dès lors, parler de voix « à énergie masculine » ou « à énergie féminine » (1).

D. La mue

L'expression physiologique du développement laryngé est la mue vocale qui aboutit à la voix normale d'adulte.

Chez l'adolescente, la mue vocale, qui est à peu près contemporaine des premières règles, survient habituellement entre onze et treize ans. Toutefois, les modifications laryngées sont peu importantes et l'abaissement de la tonalité n'est habituellement que de deux tons. La « mue » de la fillette passe souvent plus ou moins inaperçue et n'est jamais ressentie comme un bouleversement vocal (3).

Chez l'adolescent, au contraire, le changement vocal pubertaire est beaucoup plus spectaculaire. La mue apparaît habituellement entre douze et quatorze ans, un peu après la poussée de croissance pubertaire et en même temps que l'apparition de la pilosité du visage (barbe et moustache); elle dure entre six mois et un an. Sur le plan physiologique, la modification de la taille des cordes vocales s'accompagne d'un changement de registre vocal. Avant la mue, c'est le registre de tête qui est le plus souvent utilisé. Après la mue, la voix est produite par le mécanisme de « voix de poitrine ». De ce fait, il se produit non seulement un important abaissement de tonalité (d'une octave environ, en l'espace de six mois) mais aussi une modification du timbre, qui devient plus profond, plus grave. Parfois, pendant la période de la mue, les deux mécanismes coexistent et l'adolescent passe du registre grave au registre aigu d'une manière involontaire et incontrôlable. Ce sont les « couacs » de la période pubertaire qui ne durent habituellement que quelques semaines. Puis la voix s'installe dans son registre d'adulte. Dans quelques cas, cette évolution normale ne se fait pas et l'instabilité du fondamental laryngé persiste, entraînant une situation de mue faussée.

D.1. Morphologie laryngée

La croissance de la corde vocale s'élabore dans les trois dimensions : largeur, longueur et épaisseur. Sa longueur passe chez le garçon de quinze à vingt millimètres. Une hypervascularisation s'observe, manifestée par la couleur rosée ou même franchement rouge des cordes vocales.

En situation de fonction, pendant cette période, les cordes vocales sont souvent peu jointives et les mouvements de discoordination musculaire expliquent la possibilité de variation de hauteur du fondamental laryngé (8).

Le changement de morphologie des cordes vocales s'inscrit dans un développement global du larynx, dont la traduction clinique extérieure est l'apparition de la proéminence de l'auvent antérieur des cartilages thyroïdes, dite pomme d'Adam. Dans le même temps, le larynx s'abaisse, les cavités de résonance s'agrandissent et le volume thoracique augmente.

D.2. Fonction laryngée

Le qualificatif qui caractérise probablement le plus le larynx de l'enfant dans sa fonction de phonation est celui de fragile. Cette fragilité s'explique par la croissance des structures vocales qui s'inscrivent dans un double contexte :
- régional, celui de la première enfance marquée par les infections de la sphère rhinopharyngée ;
- général, celui de l'adolescence sous la dépendance de sécrétions hormonales entraînant la puberté (8).

E. L'âge adulte

De l'adolescence au début de la vieillesse, les modifications anatomiques consistent surtout en une calcification progressive des cartilages laryngés, qui commence vers la trentaine et se poursuit très progressivement tout au long de la vie, surtout chez l'homme dont le larynx est souvent totalement calcifié à 60 ans. Toutefois, cette évolution ne modifie que très peu le fonctionnement des cordes vocales (3).

E.1 La vieillesse

Le vieillissement vocal est caractérisé essentiellement par deux processus :
- la voix perd de sa souplesse et de sa puissance en raison de la raideur articulaire, de l'hypercalcification des cartilages et de la baisse du tonus musculaire ; le sujet voit ainsi sa tessiture se réduire au niveau des aigus ;
- les différences vocales entre les deux sexes s'atténuent : la tonalité de la femme tend à baisser alors que celle de l'homme tend plutôt à s'élever ; « la voix cassée » du vieillard se caractérise surtout par une tonalité aiguë, un timbre un peu sourd et une faible intensité (3).

F. Evaluation vocale

F.1. Anamnèse

En début de consultation, il est très important d'interroger le patient sur la manière dont il se sert de sa voix dans sa vie quotidienne et professionnelle. On va ainsi se renseigner durant l'entretien sur divers aspects du trouble dont se plaint le patient (11):
- le début et l'évolutivité du trouble vocal ;
- l'importance du trouble ;
- les signes associés au trouble vocal ;
- les antécédents (ORL, endocriniens, respiratoires, neurologiques, chirurgicaux, généraux, psychologiques) ;
- les conditions de travail et les obligations vocales ;
- l'appréciation du patient de son comportement vocal ;

- pratique vocale du chanteur ou du comédien.

F.2. Examen de l'appareil vocal

F.2.1. Observation visuelle, palpation

<u>La place et les mouvements du larynx dans le cou</u>

En posant ses doigts contre le larynx, sur les ailes thyroïdiennes et la pomme d'Adam, on peut aisément suivre ses mouvements d'élévation lors de la déglutition, ou d'abaissement en cours de bâillement. Les gens « tendus » soulèvent leur larynx à la mise en phonation et parlent avec un larynx haut.

<u>Statique corporelle</u>

Observée essentiellement pendant la phonation, elle peut faire l'objet d'un examen morphologique clinique en fonction des orientations de l'interrogatoire (recherche d'une hyperlordose cervicale ou lombaire). On examine la posture spontanée et ses points d'appui dans les différentes positions, l'état de tension ou de détente musculaire, les mouvements de la tête, la capacité d'ajustement de la posture vertébrale pour libérer l'expansion pulmonaire (12).

<u>Les tensions</u>

Observer les tensions au niveau du cou, des muscles cervicaux, des épaules, bras, mains et les tensions au niveau du visage.

<u>La langue</u>

Position de repos de la langue et ses mouvements pendant l'articulation et lors de la déglutition.

<u>Les résonateurs</u>

Leur mode d'ouverture est déterminant pour le fonctionnement et le rendement du vibrateur laryngé. On examinera l'ouverture buccale, l'oropharynx, la langue, le voile, la filière laryngée et le cavum (1).

Le débit de parole

La tachylalie (accélération anormale du débit de la parole) est néfaste au geste vocal car elle entraîne une insuffisance de labialisation et surtout de pose respiratoire au cours d'un discours prolongé (11).

F.2.2. Laryngoscopie indirecte

La laryngoscopie indirecte se fait à l'aide d'un miroir de un à deux centimètres de diamètre (13). L'observateur tient d'une main la langue du sujet à l'aide d'une compresse. De l'autre main, il tient le miroir laryngé, préalablement tiédi, et l'introduit dans la bouche du sujet. Il approche le miroir laryngoscopique de la partie inférieure du voile. Ce miroir est placé obliquement à 45 degrés par rapport au plan vertical. On demande au patient de respirer par la bouche. L'image laryngoscopique est appréciée d'une part lors de la phonation, pendant l'émission d'un « é» (on observe les cordes vocales en adduction, les bandes ventriculaires, les sommets des cartilages aryténoïdes, les ligaments ary-épiglottiques, les sinus piriformes) et d'autre part lors de la respiration (glotte ouverte, on peut voir : les pyramides aryténoïdiennes, les cordes vocales en abduction, la glotte). On apprécie également les caractères du mouvement permettant le passage de l'une à l'autre position. L'image obtenue grâce au miroir se présente de telle façon que l'épiglotte (la partie antérieure du larynx) est orientée vers le haut.

F.2.3. Endoscopie laryngée

L'examen laryngé s'est enrichi de nouvelles possibilités dans les années 70 avec l'apparition des fibres optiques. Pour l'examen endoscopique, on utilise un endoscope buccal rigide. La visualisation du larynx se fait grâce à l'inclinaison d'une fibre optique à 70 degrés incluse dans l'endoscope. Comme pour la laryngoscopie indirecte, le patient doit respirer par la bouche et produire un son « é » gardant la bouche ouverte au minimum. L'intérêt de l'endoscope buccal est qu'il donne une image de bonne qualité du fait du nombre important de fibres contenues dans le tube. De plus, l'endoscope peut être couplé à une caméra vidéo permettant à l'opérateur de voir l'image sur un écran de télévision. L'image peut alors être enregistrée sur un magnéroscope. Des photographies peuvent être obtenues soit à partir d'une imprimante branchée sur le magnétoscope, soit par des prises de vue à développement instantané (polaroïd) de l'écran de télévision. A noter que, sur ces images, l'épiglotte apparaît en bas de l'image (examen direct), contrairement à ce qui a lieu dans l'examen au miroir.

F.2.4. Nasofibroscopie

Le nasofibroscope est constitué d'une sonde contenant un faisceau de fibres optiques. Son diamètre est de trois millimètres environ. La sonde est introduite dans une narine avec ou sans anesthésie locale préalable. Elle est poussée doucement vers le rhinopharynx puis descend verticalement dans le pharynx et est orientée vers le larynx grâce à la mobilité de son segment terminal. L'avantage de l'endoscopie nasale est qu'elle permet l'examen du comportement laryngé pendant la parole normale ou le chant sans entraver le comportement naturel du sujet. Elle permet également un examen laryngé chez l'enfant ou l'adulte difficile à examiner. Son inconvénient est que l'image reste d'une définition médiocre du fait du nombre de fibres limité par le petit diamètre de la sonde.

F.2.5. Vidéostroboscopie laryngée

La lumière stroboscopique est une lumière discontinue, faite d'une succession de « flashes » très courts (40 millionièmes de seconde) dont la fréquence d'émission est adaptée à la fréquence du son émis par le patient. En clinique, la stroboscopie permet d'apprécier :

- la qualité de l'affrontement des plis vocaux et la localisation exacte d'éventuels défauts d'affrontement ;
- la symétrie ou l'absence de mouvements vibratoires et ondulatoires muqueux ;
- l'amplitude de la vibration latérale ;
- la qualité de l'ondulation de la muqueuse.

Par cette méthode, toutes les anomalies laryngées deviennent plus évidentes (silence phonatoire vibratoire, asymétrie, décalages ou irrégularités, etc.) (13).

F.2.6. Microlaryngoscopie en suspension

Cette technique d'examen permet une inspection précise des cordes vocales, ainsi que des biopsies ou l'exérèse de lésions laryngées lorsque cela s'avère nécessaire. On parle de phonochirurgie lorsque l'intervention a pour but de restaurer la qualité vocale. Cet examen est indiqué :

- lorsqu'une lésion visible sur une corde vocale doit être enlevée chirurgicalement ;
- lorsqu'une lésion laryngée est suspecte (risque de cancer) et nécessite des biopsies pour un diagnostic histologique précis ;
- lorsque le patient présente une sévère dysphonie, mais que l'examen directe s'avère impossible ou insuffisant (petit enfant, adulte aux réflexes nauséeux trop importants, malformation sévère) ;
- lorsque les structures laryngées doivent pouvoir être palpées, mobilisées, déplissées.

Lors de cet examen, le patient est couché en décubitus dorsal, intubé, la tête défléchie vers l'arrière. L'examen est pratiqué sous narcose.

F.3. Analyse acoustique de la voix

Elle est à la fois <u>subjective</u> par l'écoute de la voix et <u>objective</u> par des mesures instrumentales. Le trouble de la voix peut n'être décelé que sur un seul mode de production vocale. La voix doit donc être testée dans plusieurs situations : voyelle tenue, voix conversationnelle, voix projetée, voix d'appel, voix chantée. Les conditions d'enregistrement doivent toujours être les mêmes : local calme, magnétophone à large bande passante, microphone de bonne sensibilité toujours placé à la même distance de la bouche du patient. Les protocoles sont variables en fonction des habitudes de l'examinateur et sont adaptés au patient.

F.3.1. Paramètres acoustiques de la voix

La voix est formée de sons, et un son en physique acoustique est défini par quatre paramètres : **la hauteur, l'intensité, le timbre et la durée.**

F.3.1.1. La hauteur

La hauteur tonale est la fréquence du son fondamental laryngé exprimée en Hertz (Hz) ou par la note de musique correspondante (Tableau 2), qui dépend de la fréquence du mouvement vibratoire des cordes vocales (14). Elle est fonction du sexe, donc de facteurs hormonaux. Elle est liée au rythme des ouvertures et fermetures laryngées. Le son aigu correspond dans le temps aux vibrations rapides, les sons graves aux vibrations lentes. Lors de la voix parlée, la hauteur tonale oscille autour d'une fréquence moyenne, pratiquement identique pour un sujet donné, qu'on nomme le « fondamental usuel de la parole » ou hauteur moyenne d'intonation. La hauteur tonale utilisée par un sujet donné dépend (en partie) de la taille de son larynx. Plus les cordes vocales sont longues, plus la voix est, en principe, susceptible d'être grave. L'ensemble des fréquences utilisables par un sujet est appelé étendue vocale. L'ensemble des fréquences utilisables en voix chantée est appelé tessiture (6).

Tableau 2 : normes approximatives des hauteurs tonales employées lors de divers comportements phonatoires usuels selon Le Huche et Allali (6) :

	Femme	Homme
Voix conversationnelles	Sol 2 à Sol 3 (195 à 391 Hz)	octave 1 (65 à 123 Hz)
Lecture simple	Sol 2 à Sol 3 (195 à 391 Hz)	Entre Sol 1 et Sol 2 (minimum La1 – Mi 2) (entre 97 et 195 Hz) (minimum 110-164 Hz)

Evaluation :

De nombreux appareils peuvent calculer le fondamental laryngé, soit à partir de l'électroglottographie, soit à partir de la voix elle-même. La plupart des stroboscopes possèdent un affichage digital de la fréquence vocale.

Apprécier la hauteur vocale (c'est-à-dire qu'une voix est grave, aiguë, moyenne ou instable), c'est évaluer subjectivement le fondamental usuel moyen, c'est-à-dire la note sur laquelle la voix est le plus fréquemment émise. On repère cette note à l'oreille et on l'identifie à l'aide d'un piano ou d'un programme informatique (Speech Viewer, CSL, etc.). Le fondamental s'apprécie en voix de conversation, en voix projetée et en voix d'appel (15). Dupessey et Coulombeau

(16) proposent une évaluation subjective de la hauteur vocale par un jury d'écoute. La tonalité de la voix est cotée selon six degrés : très basse (B+), basse (B-), normale (N), haute (H-), très haute (H+) et variable (var).

Selon Cornut (17), trois valeurs peuvent être étudiées : la fréquence moyenne pendant la parole, les variations spontanées de fréquence, les limites extrêmes des variations tonales, c'est-à-dire l'étendue vocale.

L'étendue fréquentielle indique la capacité du sujet à faire varier sa fréquence de voix, allant de la fréquence la plus basse possible à la fréquence la plus haute.

F.3.1.2. L'intensité

L'intensité d'un son, donc de la voix, traduit l'amplitude de la variation de pression correspondant à ce son.

Elle exprime en décibels (dB) la puissance vocale. Elle dépend de la pression sous-glottique et varie entre 20 et 60 dB selon les individus, le contexte de production, le sexe et le milieu socio-culturel (Tableau 3) (5). Tout comme pour la fréquence, on peut décrire une « intensité moyenne usuelle » correspondant à celle qui est utilisée habituellement dans la conversation.

Tableau 3 : quelques repères :

	D'après Husson (6)		Cours Phoniatrie 2002-2003
		Seuil auditif	0 db
Conversation calme	30 db	Voix de confidence	40-50 db
« chant de salon »	60 db	Voix de conversation	50-60 db

Cri d'appel	70 db	Voix projetée (discours)	70-90 db
Orateur dans un meeting	80 db	Chanteur de variété (avec micro)	Moins de 80 db
Tenor au maximum de sa puissance	120 db	Grand opéra	Jusqu'à 120 db

L'intensité de la voix peut varier dans des proportions considérables depuis la voix murmurée presque inaudible jusqu'au cri dont l'intensité peut atteindre des valeurs difficilement tolérables par l'oreille, de l'ordre de 110 décibels (3).

Evaluation :

Pour évaluer objectivement l'intensité, on utilise un sonomètre. Il est également possible de mesurer l'intensité à l'aide d'un programme d'analyse vocale informatisée. C'est une mesure difficile car sa valeur varie de façon exponentielle en fonction de la distance bouche-microphone. L'Union Européenne des Phoniatres (UEP) recommande d'effectuer cette mesure à l'air libre, dans un local calme, dont le bruit de fond ne dépasse pas 40 Décibels. Le microphone ou le sonomètre doivent être placés à 30 centimètres de la bouche du sujet.

La dynamique d'amplitude est une mesure permettant de mesurer la différence entre l'intensité minimale et l'intensité maximale. Elle se situe à 30 dB (variant selon les fréquences).

Dupessey et Coulombeau (16) présentent également une cotation pour l'intensité vocale, selon trois degrés : faible (f), normale (N), forte (F). Demard (11) utilise la cotation suivante : intensité faible ou insuffisante, moyenne, normale, forte ou fortissimo. Woisard-Bassols (12) parle des termes suivants pour l'évaluation de l'intensité vocale sur le plan perceptif : normophone, hyper- ou hypophone.

L'auteur précise également que la difficulté est de différencier l'intensité et la portée de voix : celle-ci dépend à la fois de l'intensité et du timbre.

F.3.1.3. Le timbre

Le timbre de la voix tel qu'on l'analyse au sortir de la bouche est la résultante de la transformation et du modelage du son laryngé par les cavités de résonance. C'est une caractéristique très importante du son vocal. En effet, c'est essentiellement d'après le timbre que l'on peut identifier une personne à l'écoute de sa voix. Par ailleurs, sur le plan esthétique, la qualité d'une voix repose surtout sur les qualités de son timbre (6).

Du point de vue de la physique, le timbre d'un son à caractère musical, comme par exemple celui de la voix chantée, est sous la dépendance du nombre et de l'intensité relative des harmoniques contenus dans ce son. Les harmoniques correspondent à des fréquences multiples du son fondamental qui se superposent à celui-ci selon une répartition particulière dans l'échelle des fréquences (spectre sonore).

Evaluation :

Heuillet-Martin et collaborateurs (15) définissent la pathologie du timbre à des degrés divers de trois éléments pathologiques : souffle, éraillure, nasalité. Les auteurs ajoutent qu'il faut différencier ce qui s'explique par un trouble de l'accolement glottique et ce qui est dû à une mauvaise utilisation des résonateurs. Selon Demard (11), on peut qualifier le timbre de normalement clair, chaud, coloré, éclatant. Pathologique, il peut être voilé, éraillé, feutré, guttural, soufflé, bitonal, ligneux, nasonné, forcé, rauque. Selon Woisard-Bassols (12), acquérir une habilité dans l'analyse perceptive demande un entraînement. Elle cite Bassich, qui a montré que huit heures d'entraînement sont nécessaires pour obtenir une corrélation interjuge de 80 pourcents, avec des juges inexpérimentés et pour un système d'évaluation à treize paramètres. On a ainsi mis au point quelques échelles avec des protocoles de jugements pour pallier ces difficultés. Parmi les protocoles de jugement perceptuels les plus connus, l'échelle GRBAS (*Grade, Rough, Breathy, Asthenic, Strained*) est la plus largement utilisée sur le plan international. L'échelle comprend cinq paramètres et quatre catégories, cotée de 0 (absence) à 3 (présence maximale). L'auteur cite Dejonckere qui a rajouté un sixième paramètre en 1985, « I », défini comme la variabilité au cours du temps. De même, il propose des indices complémentaires comme « t » pour le tremblement ou « d » pour la diplophonie, afin de préciser le paramètre « R » (raucité). Les paramètres « A » et « S » s'excluent mutuellement (l'un des deux devant forcément être coté 0)

G : Degré d'ensemble des anomalies de la voix

R : Raucité : qualité de la voix en rapport avec l'impression d'impulsions glottiques irrégulières, d'une composante de bruit dans les basses fréquences, d'une rugosité (dureté) ou de friture (fry).

B : Soufflée : qualité de la voix en relation avec un bruit de turbulence audible. Son produit au niveau de la glotte par une fuite d'air.

A : Fatigue : impression auditive de faiblesse ou de perte de puissance en phonation spontanée. Voix hypofonctionnelle, hypokinétique.

S : Forcée : impression auditive d'effort excessif, de tension en phonation spontanée. Voix hyperfonctionnelle. Hyperkinétique.

I : Variabilité : fluctuation, variation au cours du temps de la production vocale ou de l'un de ses aspects (G,R,B,A ou S).

Exemple : $G_1R_0B_1A_1S_0I_0$: dysphonie de grade modéré, voix discrètement voilée et hypotonique (16).

Sonagraphe

La sonagraphie, ou étude spectrale de la voix, est l'étude de toutes les fréquences qui vont apparaître dans le spectre acoustique d'une voix, c'est-à-dire des harmoniques (dont le premier est Fo). Le sonagramme permet de visualiser l'attaque, la tenue et l'extinction du son sur la courbe d'intensité relative ainsi que la mélodie et l'intonation selon les variations de fréquence. L'enregistrement vocal est analysé cycle par cycle et les résultats de cette analyse sont reportés sur une bande de papier dont l'axe du temps est horizontal et correspond à une durée d'enregistrement de 2.4 secondes ; l'axe vertical est l'axe des fréquences, il couvre les fréquences de 45 à 8000 Hertz. Suivant le filtre acoustique utilisé, on obtient deux types de sonagrammes : le filtrage « narrow » (bandes de 45 Hz) ou le filtrage « wide » (bandes de 300 Hz).

F.3.1.4. La mélodie

La fréquence du son laryngé varie en permanence au cours de la parole, ces changements constituant ce que l'on appelle la « mélodie » ou l' « intonation » de la voix parlée. Les variations tonales sont en premier lieu liées au système linguistique utilisé (3). Il existe toutefois d'importantes différences individuelles car c'est grâce aux variations mélodiques que l'on peut exprimer toutes sortes d'états psycho-affectifs (surprise, plaisir, chagrin, mépris, colère…). Les variations mélodiques dépendent donc beaucoup de l'état affectif du locuteur au moment précis où il parle. Sur le plan acoustique, elles comprennent des variations du fondamental autour du fondamental usuel, mais également des variations d'intensité et de durée. En pathologie, la voix est souvent monotone, peu intonative.

F.3.2. Evaluation par le patient de son problème vocal

D'après Cornut (3), il est important de faire préciser au patient comment il perçoit lui-même son problème vocal et quels sont les principaux signes qui l'ont amené à consulter (problème de tonalité de la voix, intensité trop faible, altération du timbre, peine dans la tessiture aiguë en voix chantée, impression d'effort, dyspnée, picotements ou brûlures dans la gorge, impression de corps étranger, etc.).

Echelle bipolaire d'autoestimation vocale

L'échelle bipolaire d'autoestimation vocale de Dejonckere (18) permet d'analyser comment la personne vit sa voix, comment elle se la représente et ce qu'elle veut en faire. L'auteur a utilisé un lexique spécifique au concept vocal. Ce matériel comporte deux échelles (voir annexe 2) : une échelle bipolaire sur l'état actuel de la voix du sujet et une échelle bipolaire concernant la voix que le sujet aimerait avoir. L'intérêt de la première est de donner au sujet l'occasion de s'interroger sur sa voix telle qu'il la ressent, en lui fournissant un matériel relativement concret et simple. Celui de la seconde est de contribuer à l'établissement d'un contrat de traitement.

F.3.3. Test d'endurance vocale

Selon Woisard-Bassols (12), ce test a été standardisé (sur les recommandations de l'UEP), sous la forme d'une lecture à voix haute de vingt minutes pour évaluer l'endurance vocale ; un assourdissement peut y être associé. Combiné avec d'autres méthodes d'évaluation, ce test peut avoir une valeur prédictive sur la survenue de certaines pathologies. Pour certains, cette capacité peut être appréciée en demandant au sujet de compter rigoureusement jusqu'à cent.

F.3.4. Facilité à modifier sa voix

Elles peuvent être évaluées en demandant à un adulte de parler comme un enfant ou en demandant de faire des phrases avec une forte proportion de nasalité, par exemple.

F.3.5. Phonétogramme

D'après Cornut (17), le phonétogramme consiste en une représentation graphique du champ dynamique vocal obtenue en quantifiant les intensités sonores minimales et maximales en fonction de la hauteur tonale du son fondamental sur toute l'étendue de la voix (Figure 6). Il donne l'ensemble des possibilités et limites physiologiques de la voix du sujet, permet la classification vocale, la détermination des « passages », la quantification de la dynamique d'expression vocale ; il met en évidence les effets de l'éducation vocale et d'un entraînement spécifique. Le phonétogramme se mesure à l'aide d'un sonomètre et d'un piano (ou d'un programme informatique). L'UEP recommande le protocole suivant :

- le phonétogramme est établi en chantant la voyelle /a/ ;
- le sujet chante d'abord un /a/ à intensité et hauteur vocales usuelles ;
- sur cette fréquence usuelle, il chante le plus doucement possible (intensité vocale minimale), puis le plus fort possible (intensité maximale) ;
- gamme descendante, jusqu'à la note la plus grave, à intensité minimale pour chaque note ;
- gamme ascendante, jusqu'à la note la plus haute, à intensité minimale ;
- gamme descendante, jusqu'à la note la plus grave, à intensité maximale ;
- gamme ascendante, jusqu'à la note la plus haute, à intensité maximale.

Les résultats obtenus sont reportés sur un graphique. L'axe des abscisses s'étend de sol 0 à sol 5 (48 Hz à 1566 Hz) et l'axe des ordonnées va de 40 à 120 dB.

Figure 6 : deux exemples de Phonétogrammes
(d'après Le Huche et Allali, 1990, p.58)

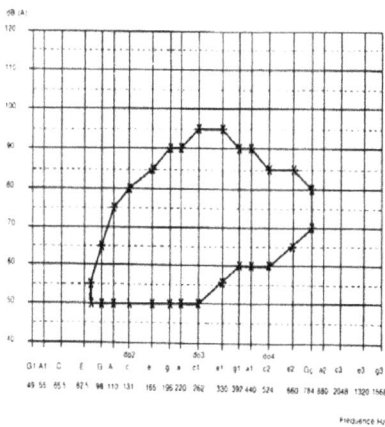

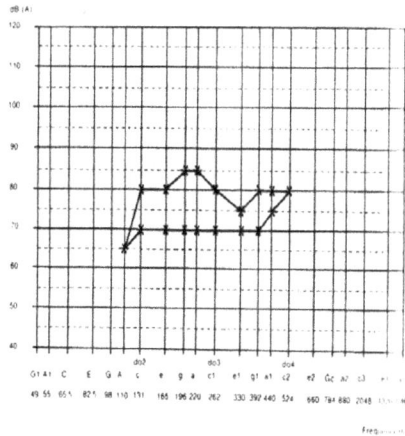

Phonétogramme d'un chanteur professionnel (baryton)

Phonétogramme d'une voix non cultivée (homme)

F.3.6. Tests aérodynamiques

Les tests aérodynamiques tentent de mesurer le débit d'air glottique pendant la phonation. Cette mesure présente un grand intérêt car elle permet d'avoir une idée précise de l'altération de la fermeture glottique dans beaucoup de pathologies vocales (17).

Temps maximal de phonation

On appelle temps maximal de phonation (TMP) le temps (en secondes) le plus long pendant lequel une émission vocalique peut être soutenue sur une seule expiration phonatoire (prolonger le son le plus longtemps possible sur un /a/) après une inspiration maximale. Le sujet émet ce son sur une tonalité et une intensité confortables. On réalise trois mesures et on garde la valeur la plus élevée. Les chiffres normaux sont plus élevés chez l'homme (24-35 secondes) que chez la femme (15-25 secondes), en raison de leur différence de capacité respiratoire.

Quotient phonatoire

On appelle quotient phonatoire (QP) le rapport entre la capacité vitale fonctionnelle pulmonaire (CV) exprimée en millilitres (tableau 4) et le temps maximal de phonation (TMP) exprimé en secondes :

$$CV \ (ml) \div TMP \ (s) = QP$$

L'intérêt de ce test est de relativiser le TMP par rapport à la capacité vitale car il existe des variations interindividuelles importantes du volume respiratoire utilisable. La mesure de la capacité vitale fonctionnelle pulmonaire s'effectue facilement à l'aide d'un spirographe ou même d'un simple spiromètre.

Tableau 4 : Valeurs standards générales de CV exprimée en millilitres (selon Spirotest®)

Age	Hommes	Femme
18-20	4200-4320	2800
21-30	4100-4320	2700-2800
31-35	3990	2640

Les valeurs normales du QP se situent entre 120 et 190 millilitres par secondes. La limite supérieure, à partir de laquelle on peut considérer que la valeur est pathologique, se situe entre 200 et 300 ml/s.

Débit aérien phonatoire

Le principe du test est de mesurer le débit d'air glottique pendant une émission vocale sur une voyelle tenue en utilisant comme appareil de mesure un spiromètre, un pneumotachographe ou un anémomètre. Le sujet émet un son soit dans un masque fixé hermétiquement sur la face, soit dans un embout buccal, les narines obstruées pour éviter une éventuelle déperdition nasale. La voyelle émise est généralement le /a/. Les valeurs normales (ici, pour une tonalité et une intensité habituelle) s'échelonnent en moyenne de 89 à 141 millilitres par secondes. On considère que les résultats sont pathologiques lorsqu'ils se situent en deçà de 40 ml/s ou au-delà de 200 ml/s.

Test s/z

Le test s/z compare les temps maximum d'une expiration sur une consonne fricative sourde /s/ sur le temps maximum de phonation sur la consonne fricative sonore correspondante /z/. Chez le sujet normal, le rapport s/z est proche de 1. Lorsqu'il existe une lésion laryngée qui gêne l'occlusion glottique et par conséquent diminue le temps maximum de phonation sur /z/, la valeur du quotient augmente et devient supérieure à un. Cornut (17) cite Eckel et Boone, qui ont montré que le rapport s/z est supérieur à 1.4 chez les patients présentant des nodules ou des polypes.

F.3.7. Analyse vocale informatisée.

L'analyse vocale informatisée se fait à l'aide de divers programmes informatiques, comme « Dr Speech », CSL (Computerized Speech Laboratory), etc.. Ils permettent l'extraction rapide de paramètres acoustiques sur un échantillonnage vocal de courte durée :
- deux à trois secondes d'une phrase parlée (enregistrée) ;
- une seconde de la voyelle tenue /a/ (voyelle de référence) ;
en évitant le début et la fin de l'énoncé, instables.

Rapport signal/bruit

Le degré de raucité dépend surtout du rapport entre la composante bruit et la composante harmonique du spectre vocal (de nombreux auteurs ont essayé par la suite de quantifier ce rapport signal/bruit, parmi lesquels Kojima, Yymoto, Kasuya) (17). Les indices explorant la présence de bruit au cours de la phonation sont souvent calculés à partir du spectre. Ils opposent la partie régulière, périodique du signal à la partie apériodique bruyante. Ils sont exprimés habituellement en décibels. Différentes sortes de calculs existent : HNR = *harmonic to noise ratio*, NNE = *normalysed noise energy*, Sr = *relative signal intensity*). Le HNR est le rapport entre la composante bruit et la composante harmonique de la voix. Il augmente si la qualité vocale augmente. Avec le programme CSL, HNR est devenu NHR : le rapport est inversé. La valeur normale du NHR selon Kay Elemetrics Corporation (19) se situe à 0.19.

 Jitter et Shimmer

Le Jitter correspond à la variation rapide, très discrète, cycle par cycle de la fréquence vocale fondamentale. Le shimmer est constitué de variations fines (irrégularités), cycle à cycle, de l'intensité vocale. Le jitter et le shimmer peuvent s'exprimer en Hz, en dB ou en pourcents. La norme fixée par Kay Elemetrics Corporation (19) est, pour le Jitter de 1.04 %. Gelfer et collaborateurs (20) situent la valeur normale du shimmer à 1.72 %.

Dysphonia Severity Index

Le *Dysphonia Severity Index* (DSI) est un essai de quantification de la dysphonie, établi suite à l'analyse des données du Belgian Study on Voice Disorders en 1996 par Van den Heyning et collaborateurs (21). Cet indice se base sur plusieurs paramètres et a été élaboré à partir de plus de mille échantillons de voix normales et pathologiques (b). Le DSI est une combinaison linéaire de quatre variables : le temps maximal phonatoire (MPT ou TMP), la fréquence vocale la plus élevée possible (Fo-High), l'intensité vocale la plus basse possible (I-Low) et le jitter. Chacune des variables a un poids différent dans la combinaison. On obtient ainsi l'équation de régression linéaire suivante :

DSI = 0.13 × MPT (s) + 0.0053 × Fo-High (Hz) − 0.26 × I-Low (dB) − 1.18 × Jitter (%) + 12.4

La valeur normale du DSI se situe aux environs de 5.22 pour les femmes et de 4.7 pour les hommes. Selon Wuyts et collaborateurs (21), plus la valeur du DSI est négative, plus la dysphonie est importante. A l'inverse, plus la valeur du DSI est positive, plus la dysphonie est légère. Par ailleurs, les mêmes auteurs ont tenté de faire corréler le DSI avec l'échelle GRBAS (Tableau 5):

Tableau 5 : relation GRBAS - DSI

Score "G" de l'échelle GRBAS	DSI	Marge d'erreur
G0	5.00	± 0.23
G1	1.02	± 0.25
G2	- 1.4	± 0.3
G3	- 5.0	± 0.8

En ce qui concerne le *niveau de détérioration de la voix*, défini dans le *Therapy Outcome Measures* [TOM] par Enderby (22) (le *Therapy Outcome Measures* [TOM] a pour but de fournir aux phoniatres et orthophonistes un instrument de mesure pratique comportant des valeurs sur lesquelles ils peuvent se baser régulièrement), De Bodt et collaborateurs (b) ont établi une correspondance entre le DSI et la cotation du TOM (Tableau 6).

Tableau 6 : relation TOM (Therapy Outcome Measures) - DSI

	TOM	DSI
0	Aphonie sévère persistante	< - 4.3
1	Dysphonie constante	- 4.2 à -2.3
2	Dysphonie modérée	- 2.2 à – 0.4
3	Dysphonie légère à modérée	- 0.3 à 0.7
4	Dysphonie légère	0.8 à 1.7
5	Pas de dysphonie	> 1.8

F.4. Résumé des valeurs de référence (norme) pour les différents paramètres cités (population adulte), selon les auteurs

Fréquence fondamentale (Hz), voix conversationnelle:

	Fo chez Adulte	
Auteur	Homme	Femme
Demard (11)	112	228
Cornut (17)	108	217
Woisard-Bassols (12)	110 - 164	220 – 329

Intensité vocale (dB):

Auteur	Voix parlée confidentielle	Voix conversationnelle	Voix d'appel
Demard (11)	40 - 60	60 - 70	70 – 90
Cornut (17)	-	65	-
Heuillet-Martin (15)	-	55 – 65	80 - 85

Etendue fréquentielle :   deux octaves en moyenne, selon Cornut (17)
= 24 demi-tons

Intensité vocale maximale vs minimale (dB) :

Hommes		Femmes	
Intensité minimale	Intensité maximale	Intensité minimale	Intensité maximale
58	117	55	113

Dynamique d'amplitude (dB) :   30 dB

DSI, Selon Wuyts et coll. (21), valeurs obtenues dans la population contrôle :

	TMP (s)	Fo-High (Hz)	I-Low (dB)	Jitter (%)	DSI
Femmes N=43	16.9 ± 0.7	905 ± 31	51.3 ± 0.2	0.79 ± 0.10	5.22 ± 0.26
Hommes N= 25	22.2 ± 1.7	602 ± 34	50.4 ± 0.5	0.63 ± 0.06	4.7 ± 0.4

TMP selon Cornut (17) :   homme = 24-35 secondes
Femme = 15-25 secondes

QP selon Cornut (17) :   120 – 190 ml/s

Jitter: 1.04 % (19)
hommes =   0.55 % (c)
Femmes =   0.49 % (c)
0.38 % (20)

Shimmer   3.810 % (seuil supérieur normal) (d)
                                1.72 % (20)

Comme exemple, Dejonckere et coll. (23) citent le cas d'une femme de 26 ans,
porteuse de nodules: Jitter = 1.2 %, Shimmer = 6.1 % (l'intensité minimale
produite est de 53 dB)

HNR: 21.7 (hommes) (e)
                                23.1 (Femmes) (e)
                                30.54 (sur /a/)   (f)
                                24.3 (20)

NHR   0.19 (19)

G. Dysphonies hyperfonctionnelles

G.1. Introduction

On utilise habituellement le terme de « dysphonie » comme dénomination
générale de toutes les altérations de la voix (3).

Suivant qu'il existe ou non une lésion laryngée, on peut également classer les
dysphonies en deux catégories : dysphonies organiques et dysphonies
fonctionnelles (ou dysfonctionnelles).

Les dysphonies dites « organiques » comportent une altération de la motricité
laryngée ou une lésion des cordes vocales (nodule, polype, kyste, cancer, etc.) ;
les dysphonies dites « fonctionnelles » se caractérisent simplement par un
mauvais fonctionnement de l'appareil vocal.

En fait, cette division est discutable car il n'y a pas de ligne de démarcation
précise. Une lésion laryngée peut être la conséquence d'un trouble fonctionnel ;

c'est le cas du nodule de la corde vocale. De même, toute lésion organique oblige l'appareil vocal à une « adaptation fonctionnelle ». Toutefois, en cas d'altération anatomique (surtout lorsqu'elle est ancienne), il arrive qu'un traitement porté uniquement sur l'aspect fonctionnel ne suffit pas : il sera alors complété par un acte chirurgical (exérèse de la lésion).

Il existe classiquement trois types de dysphonies fonctionnelles: les dysphonies hyperfonctionnelles, les dysphonies hypofonctionnelles et les dysphonies mixtes. La dysphonie hypofonctionnelle est plus rare que la dysphonie hyperfonctionnelle et touche surtout les personnes âgées ne devant presque plus parler, seules, débilitées (perte pondérale), aux cordes vocales atrophiques. Plus rarement, elle touche des personnes au comportement vocale très hypotone, utilisant une voix très douce, « n'osant pas crier ». La dysphonie mixte combine une dysphonie hyper- et hypofonctionnelle. Le plus souvent, la personne touchée présente une dysphonie hypofonctionnelle de longue date et développe une hyperfonction compensatoire, à l'occasion d'un changement de situation (sollicitation vocale plus grande, fatigue, etc.).

G.2. Les dysphonies hyperfonctionnelles chez l'enfant

La dysphonie de l'enfant peut déjà se rencontrer chez le jeune enfant. Il semble toutefois que la fréquence de cette affection s'accroisse progressivement jusqu'à l'âge de neuf - dix ans, aux approches de la puberté. Heuillet-Martin et collaborateurs (1) relèvent trois pics d'âge auxquels les familles consultent : quatre - cinq ans, neuf - dix ans et douze - treize ans. En ce qui concerne le rôle du sexe, tous les auteurs sont pratiquement d'accord pour noter que des dysphonies s'observent avec une fréquence particulière chez les garçons (24). Cornut a constaté dans l'une de ses études que sur 150 enfants dysphoniques, 62 pourcents d'entre eux étaient des garçons (25). De même, Dumont et François

(26) parlent d'une fréquence de dysphonies trois fois plus élevée chez les garçons que chez les filles.

En fonction du mode d'apparition, on peut distinguer deux catégories de dysphonies :

- les dysphonies dont le début est très ancien et imprécis. Ce sont les plus fréquentes : plus de 50% des cas. Sur ce fond de dysphonie chronique se greffent, en général, des épisodes plus sévères de durée brève, de quelques jours à une semaine, survenant plutôt l'hiver ou à l'occasion d'un surmenage vocal particulier (colonie, camp, etc.) ;

- les dysphonies dont le début est précis et relativement récent. Il s'agit de sujets qui présentaient auparavant une voix tout à fait normale et qui pouvaient chanter sans difficultés, avec une voix claire ; la voix s'est dégradée à un moment précis sous l'influence de facteurs organiques ou psychologiques que l'on retrouve à l'interrogatoire.

G.2.1. La hauteur

Chez l'enfant dysphonique, le premier signe qui frappe est un abaissement du son fondamental laryngé. Dans la majorité des cas, le « Fondamental usuel de la parole » est beaucoup trop grave pour une voix d'enfant et se situe entre 195 Hz et 233 Hz (situé normalement entre 260 Hz et 295 Hz). De plus, les intonations et les modulations disparaissent ; la voix devient monotone.

G.2.2. Le timbre

Le plus souvent, la sonorité de la voix est rauque et éraillée, d'où le terme de « raucité infantile ». Le timbre est pénible pour l'auditeur, qui perçoit inconsciemment l'effort que fait l'enfant pour parler. Dans les dysphonies plus modérées, la voix est simplement voilée.

G.2.3. L'intensité

Lorsque le timbre est rauque, l'intensité du son est pratiquement toujours élevée ; d'ailleurs, l'enfant a l'impression de ne pas pouvoir parler doucement. Par contre, à un timbre voilé correspond généralement une intensité faible. On rencontre plutôt ce deuxième type de voix chez l'enfant timide, qui a peur de parler.

G.2.5. Facteurs étiologiques

G.2.5.1. Antécédents pathologiques

Antécédents ORL : la plupart de ces enfants ont un passé oto-rhino-laryngologique chargé (rhinopharyngites fréquentes, angines à répétition, otites, opération des amygdales et végétations). Ces diverses maladies ORL contribuent à entretenir et à aggraver la dysphonie. On relève également parfois chez les enfants dysphoniques quelques antécédents pulmonaires (asthme, bronchites chronique, coqueluche).

G.2.5.2. Influence du milieu familial

Cette influence semble prédominante. Cornut (24) explique que près de 50 % des enfants examinés dans son étude, ont une mère souffrant d'une dysphonie chronique importante (plus rare chez le père). Heuillet-Martin et collaborateurs (1) expliquent que dans certaines familles personne ne sait parler doucement, l'enfant pas plus que les autres : un grand-parent hypoacousique peut en être la cause ; il s'agit d'autres fois de couvrir le bruit de la télévision ou des disques.

G.2.5.3. Influence du comportement de l'enfant

Beaucoup d'enfants manifestent une opposition nette vis-à-vis des parents, du milieu scolaire ou montrent des signes d'agressivité et de jalousie vis-à-vis de leurs frères et sœurs. D'autres enfants, au contraire, sont très intériorisés, inhibés ; la plupart sont anxieux (24).

G.2.5.4. Influence des excès vocaux

Parmi les enfants dysphoniques examinés (24), on trouve quelques enfants calmes, sensibles, très timides, qui parlent peu et crient rarement ; en classe, ils sont gênés pour répondre ou réciter. Les phénomènes d'inhibition semblent dominer chez eux et on ne peut certes pas incriminer des excès vocaux.

Dans la majorité des cas, au contraire, les sujets sont plutôt turbulents, bruyants, bagarreurs. L'enfant crie en famille parce qu'il s'oppose à ses parents ou parce qu'il se dispute avec ses frères et sœurs ; il crie dans les jeux en cours de récréation pour se détendre de l'immobilité en classe ; enfin, très souvent, l'enfant crie même dans la conversation normale, bien qu'il n'en soit absolument pas conscient. Une étude de Dejonckere (27) montre que l'on ne peut pas établir de relation significative entre la qualité de la voix et un certain nombre de paramètres à signification sociale, environnementale ou pédagogique. Cependant, les facteurs relatifs au profil psychologique de l'enfant et à son tempérament seraient peut-être plus prépondérants pour déclencher et entretenir le malmenage vocal, principale cause des dysphonies infantiles.

Duff et collaborateurs (28) ont fait une étude aux Etats-Unis afin de connaître la prévalence des dysphonies chez 2445 enfants d'âge pré-scolaire et d'étudier dans cette même population d'éventuels facteurs ethniques qui pourraient influencer la prévalence de dysphonies entre afro-américains et blancs américains. Les résultats montrent que la prévalence des dysphonies chez les enfants d'âge préscolaires s'élève à 3.9 %, sans différence significative entre garçons et filles. Ils n'ont trouvé également aucune différence significative entre les enfants afro-américains et les enfants blancs américains. Ils notent cependant que, selon la littérature, les facteurs culturels et ethniques pourraient influencer les troubles vocaux chez des enfants plus âgés, comme c'est le cas pour la fréquence des dysphonies chez les garçons et chez les filles.

G.3. Les dysphonies hyperfonctionnelles chez l'adulte

Les dysphonies hyperfonctionnelles sont les dysphonies les plus fréquentes. Il s'agit le plus souvent d'un forçage vocal prolongé, plus rarement de forçage paroxystique. Les dysphonies hyperfonctionnelles chez l'adulte touchent principalement les femmes. Un forçage prolongé sur un larynx anatomiquement normal entraîne ce que nous appelons le surmenage ou malmenage vocal (1).

H. Les nodules

H.1. Définition

Le nodule du pli vocal est un épaississement localisé de la muqueuse, siégeant sur le bord libre d'un pli vocal (ou les deux), à l'union du tiers antérieur et du tiers moyen de celui-ci. Ce point des cordes vocales correspond à l'endroit où l'amplitude vibratoire est la plus importante en phonation.

Cette lésion a été décrite pour la première fois en 1866 par Türck sous le nom de *Chorditis Tuberosa* (13). Tarneaud, cité par les auteurs, publie en 1935 sur ce chapitre une étude importante confirmant l'origine fonctionnelle du nodule. Il établit à cette occasion la notion de laryngopathie dysfonctionnelle.

Les nodules sont la conséquence de micro-traumatismes répétés des cordes vocales pendant le cycle vibratoire en situation de forçage (1). Ils représentent une complication des dysphonies dysfonctionnelles. La fuite d'air occasionnée par leur présence réduit l'intensité de la voix. Pour maintenir son efficacité vocale, le sujet force exagérément, prolongeant et aggravant le traumatisme. Ainsi s'installe le cercle vicieux du forçage vocal.

H.2. Histologie

Les nodules correspondent à un épaississement de l'épithélium malpighien de revêtement : le degré d'hyperplasie est variable, souvent marqué ou très marqué ; la membrane basale peut être légèrement épaissie. Au fil du temps, cet épithélium devient hyperkératosique (corné). Selon le degré d'évolution, le chorion (sous-muqueuse) est soit oedémateux, soit fibrosé avec souvent une prolifération capillaire. Ce qui est congestif régresse par le repos, les anti-inflammatoires, et le changement de comportement vocal. Par contre, les épaississements indurés, chez les adultes, persistent et relèvent, pour retrouver une voix de bonne qualité, d'une exérèse chirurgicale.

H.3. Epidémiologie

On note une fréquence beaucoup plus grande des nodules chez la femme : Le Huche et Allali (13) citent une étude de Péréllò qui recense 809 femmes pour 181 hommes porteurs de nodules. Chez les enfants cependant, où le nodule est relativement fréquent, on le rencontre plus souvent chez le garçon. En effet, selon les auteurs, les garçons sont plus bruyants. Mais dès que les cartilages et les muscles se renforcent, à la mue, les cordes vocales des jeunes garçons voient leurs gonflements nodulaires se résorber. En ce qui concerne l'âge, c'est entre 20 et 30 ans que le nodule est le plus souvent observé chez la femme. Sa fréquence décroît nettement après 40 ans. On relève fréquemment un tempérament nerveux ou une tendance à l'anxiété. Quant à la profession, on note que ce sont les enseignants qui sont le plus fréquemment atteints, puis les chanteurs et les comédiens.

H.4. Mode d'apparition

Le nodule se développe généralement chez un sujet présentant une dysphonie dysfonctionnelle depuis déjà un certain temps (quelques mois ou quelques années) s'aggravant progressivement. Les cas les plus fréquemment rencontrés sont les nodules bilatéraux, appelés « kissing nodules » (décrits plus loin).

H.5. Symptomatologie

Picotements laryngés et douleurs au niveau du cou sont les plaintes les plus fréquentes ainsi que fatigue à la phonation prolongée. Par ailleurs, le patient signale, dans pratiquement tous les cas, l'altération de sa voix chantée et surtout la perte des aigus. On note encore une fréquente auto-appréciation négative de la voix. Malgré des difficultés quelques fois dans la voix d'appel, le sujet ne se plaint pas du manque de portée de sa voix. Parfois, cependant, il rapporte qu'il est obligé de modifier volontairement la tonalité de sa voix pour se faire entendre en la transposant, par exemple dans le grave.

On note également à l'écoute de la voix:

- en voix conversationnelle :

 le caractère fréquemment éraillé du timbre vocal ; parfois des désonorisations et plus rarement un petit sifflement se rajoutant au son de la voix. Selon Tarneaud (29), la voix parlée prend une teinte voilée ou rauque, surtout dans les tonalités graves. Le timbre est alors soufflé, puisqu'il y a une insuffisante fermeture des cordes vocales en vibration. Des cassures de voix se produisent si le patient parle doucement. Heuillet-Martin et collaborateurs (1) précisent que l'intensité est souvent augmentée surtout à l'attaque du son et retombe très vite ;

- en voix projetée :

 paradoxalement, une amélioration du timbre mais au prix d'un important comportement de forçage. L'impossibilité parfois d'émettre la voix d'appel ;

- en voix chantée :

 réalisation difficile, surtout dans l'aigu, avec éraillement du timbre et instabilité du registre. Dans d'autres cas, il existe un timbre voilé dans le medium. On peut noter parfois une diplophonie donnant à la voix un caractère bitonal. Selon Cornut (3), c'est surtout l'attaque du son qui est perturbée, particulièrement à faible intensité ;

- le temps maximal phonatoire est plus ou moins raccourci selon la largeur de la fente glottique en phonation.

H.6. Présentation d'une analyse acoustique pratiquée chez des enfants avec nodules

Niedzielska, Glijer et Niedzielski (30) ont mené une étude auprès d'enfant porteurs de nodules afin d'effectuer une analyse acoustique de leur voix. Ils ont également évalué l'effet de la thérapie vocale. Quarante six enfants (29 garçons et 17 filles) du *Department of Paediatric Otolaryngology, Phoniatry Clinic of Children's University Hospital* de Lunlin (Pologne) ont été examinés. Ces enfants ont été répartis en trois sous-groupes : le sous-groupe 1 comprend les enfants avec une lésion nodulaire unilatérale (14 enfants) ; les enfants du sous-groupe 2 ont des nodules bilatéraux situés à la jonction ½ antérieure – ½ postérieure (11 cas) ; le sous-groupe 3 est constitué d'enfants porteurs de nodules bilatéraux situés sur la partie 1/3 antérieure (21 enfants). L'évaluation acoustique a porté sur la mesure de la fréquence fondamentale (Fo), le jitter et le shimmer, ainsi que le HNR. Ces mesures ont également été effectuées auprès d'un groupe contrôle (enfants sans lésion sur les cordes vocales) constitué de 31 enfants (Tableau 7).

Tableau 7 : analyse acoustique enfants porteurs de nodules vs enfants groupe contrôle (30)

Groupes	Fo (Hz)	Jitter (%)	Shimmer (%)	HNR
Groupe étudié (nodules)	246.37 ± 67.58	1.55 ± 1.41	9.28 ± 5.12	16.12 ± 6.24
Sous-groupe 1	223.25 ± 64.73	2.36 ± 1.81	11.71 ± 5.50	14.02 ± 5.90
Sous-groupe 2	286.01 ± 91.96	0.99 ± 0.57	7.91 ± 4.50	16.67 ± 5.46
Sous-groupe 3	241.03 ±	1.29 ±	8.37 ± 4.81	17.22 ±

	44.33	1.22		6.74
Groupe contrôle	**244.23 ± 44.33**	**0.43 ± 0.24**	**4.07 ± 1.78**	**23.70 ± 3.98**

Les résultats ont été statistiquement analysés par le test Kolmogorov – Smimov. Il a été ainsi confirmé que les valeurs du jitter et du shimmer étaient statistiquement plus élevées, et que celles du HNR étaient statistiquement plus basses, dans le groupe d'enfants avec nodules que dans le groupe contrôle (p < 0.001). Les enfants porteurs de nodules ont donc obtenu des valeurs hors-norme pour ces trois paramètres.

H.7. Signes laryngoscopiques

Lésion du bord libre du pli vocal à l'union du tiers antérieur et du tiers moyen en un point dit « point nodulaire ». Cette lésion se présente sous la forme d'un épaississement grisâtre ou rosé de la muqueuse, de taille et de consistance variables. Le Huche et Allali (13) distinguent ainsi :

Les « kissing nodules » ou nodules en miroir, bilatéraux

Lésion bilatérale la plus fréquente. L'auteur relève 51 cas sur 73 de ce type de nodules dans ses statistiques. L'un des deux nodules est en général plus volumineux que l'autre (Figure 7).

Le nodule épineux

Il est réduit à un petit spicule blanchâtre souvent recouvert de mucus (Figure 7).

Le nodule oedémateux

C'est un nodule récent. Il apparaît comme une tuméfaction lisse, de consistance molle.

Le nodule fibreux

Il s'agit d'une lésion ancienne de consistance ferme et d'aspect plus ou moins rugueux.

La nodosité

C'est un nodule de volume important (3 à 4 mm de diamètre). Cette forme est assez fréquente chez l'enfant.

Figure 7 : quelques exemples de lésions nodulaires
(d'après Le Huche et Allali, 1990, pp. 105-106)

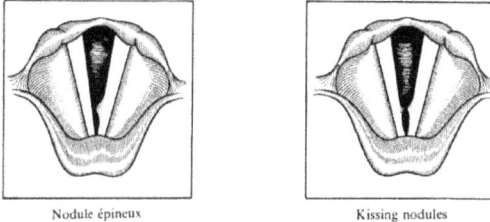

Nodule épineux   Kissing nodules

S'il s'agit d'un nodule récent (oedémateux), on voit que lors de la phonation il s'efface complètement du fait de la mise en tension du pli vocal. S'il s'agit d'un nodule fibreux, on voit au contraire qu'il s'individualise plus nettement lors de la phonation.

Parfois, lorsque les plis vocaux sont plus ou moins tuméfiés par une réaction inflammatoire, le nodule n'apparaît qu'à l'examen stroboscopique. Au moment de la phonation, en effet, la muqueuse oedémateuse semble se mouler sur le nodule, qui est ainsi révélé.

La stroboscopie permet en outre d'apprécier la gêne mécanique apportée par le nodule au mouvement vibratoire du pli vocal.

H.8. Que deviennent les nodules ?

Selon Le Huche et Allali (13), de petits nodules, oedémateux, récents, peuvent s'atténuer ou s'effacer si le comportement vocal se modifie. D'ailleurs, cette disparition est parfois très rapide. On ne connaît pas de nodules qui soient devenus des tumeurs malignes. Ils ne peuvent cependant que grossir et entraver davantage le système vibratoire si on persiste dans le forçage vocal. Par contre, le traitement fonctionnel (thérapie vocale) et ou chirurgical peut améliorer la voix (voir chapitre sur la thérapie vocale).

H.9. Les nodules chez les enfants

Alors que chez l'adulte il siège régulièrement à l'union du tiers antérieur et du tiers moyen de la corde vocale, le nodule se situe en général chez l'enfant à l'union du premier et du deuxième quart antérieur. Cela s'explique par le développement relativement plus grand chez l'enfant de l'apophyse vocale de l'aryténoïde (31). Heuillet-Martin et collaborateurs (1) expliquent cette localisation par le fait que la portion membraneuse n'occupe que la moitié de la corde vocale : le milieu de la partie vibrante, c'est-à-dire le point nodulaire, est ainsi plus antérieur que chez l'adulte. D'autres auteurs (26) situent les nodules toujours à la jonction du tiers antérieur et des deux tiers postérieurs des cordes vocales. Ils ajoutent que ces nodules sont en général bilatéraux et symétriques. Chez les enfants aussi la taille du nodule peut varier, allant du tout petit spicule à peine visible jusqu'au nodule important, atteignant le volume d'une lentille ou davantage.

H.9.1. Histologie

Chez les enfants, l'évolution des nodules est différente des adultes. La muqueuse cordale étant plus épaisse et plus souple, et le ligament vocal mal individualisé, les lésions oedémateuses sont fréquentes. De ce fait, elles peuvent augmenter ou régresser très rapidement en fonction du comportement de l'enfant. Les nodules suivent alors l'évolution du malmenage vocal jusqu'à l'âge de la puberté (1).

H.9.2. Diagnostic différentiel

On devra éliminer d'abord la perle de mucus qui peut être prise pour un nodule mais qui disparaît grâce à quelques secondes de toux. Le kyste du pli vocal est plus difficile à différencier (31).

H.9.3. Prévalence des nodules

Une étude de Kiliç et collaborateurs (32) montre que chez les enfants, les nodules se trouvent plus fréquemment chez les garçons, avec un rapport de presque 2 :1. Huitante six pour-cent d'entre eux sont âgés de six à onze ans. Cette étude montre également que la prévalence des nodules chez les enfants âgés de sept à seize ans est de 21.6 pourcents pour les garçons et de 11.7 pourcents pour les filles.

H.9.4. Etiologie

Les nodules chez l'enfant sont provoqués par l'abus ou le malmenage vocal. Les enfants qui présentent des nodules vocaux ont des personnalités et des antécédents familiaux particuliers (24) (voir le chapitre sur les dysphonies dysfonctionnelles chez les enfants). On a également observé la présence de nodules vocaux associés à un voile du palais court : les cordes vocales sont surtendues puisqu'il faut alors des pressions intrabuccales plus fortes et une intensité plus marquée. De même Bluestone et collaborateurs (33) ont signalé une plus forte proportion de nodules vocaux chez les enfants porteurs d'une fente palatine.

I. Thérapie vocale

Le Huche et Allali (34) présentent la thérapeutique des troubles vocaux en travaillant quatre aspects : la relaxation, le souffle, la verticalité du corps et la voix.

I.1. La thérapie vocale chez les enfants

Selon Heuillet-Martin (1), proposer trop précocement une rééducation orthophonique sans l'avoir préparée sera voué à l'échec. Revoir l'enfant et sa famille (guidance familiale) offre plusieurs avantages :

- affiner la prise de conscience du problème de « voix » ;
- conseiller les parents quant à leurs propres habitudes vocales ;
- proposer à l'enfant d'être attentif à sa voix, sans énoncer d'interdits.

Cependant, l'auteur précise que la rééducation vocale sera pratiquement toujours indiquée à l'issue de la guidance familiale. Elle sera malgré tout limitée dans le temps (une à deux séances par semaine, sur trois-quatre mois maximum).

La micro-chirurgie laryngée a des règles strictes dans les cas de nodules simples ou avec suspicion de kyste intra-cordal :

- jamais avant neuf - dix ans ;
- toujours après une rééducation vocale bien conduite ;
- s'assurer de la motivation de l'enfant et des parents (ne pas opérer un enfant qui ne suivra pas de rééducation post-opératoire, seule garante du maintien des résultats vocaux après chirurgie) ;
- en cas de nodules simples, n'opérer que des nodules volumineux n'ayant pas cédé à la rééducation ;
- tenir compte des impératifs vocaux de l'enfant.

Dejonckere (35) est d'avis que les formations nodulaires oedémateuses secondaires au dysfonctionnement vocal ne nécessitent qu'exceptionnellement une exérèse microchirurgicale.

Lupu (36) insiste sur l'importance de la première rencontre entre l'orthophoniste et l'enfant, C'est de cette première rencontre que va naître la confiance, qui permettra le « lâcher » nécessaire au travail sur la voix.

Marquis (37) pense qu'il serait souhaitable d'entreprendre la prise en charge vocale à partir de sept ou huit ans car l'enfant étant plus mature, son schéma corporel mieux développé, il comprend et perçoit mieux les phénomènes abordés. Elle ajoute que la condition sine qua non réside dans la motivation ; l'enfant peut l'être s'il est très gêné par une voix devenant rapidement aphone ou douloureuse après une conversation agitée ou un jeu rapide : ne plus pouvoir s'exprimer le handicape. De même, Le Huche (31) pose la motivation de l'enfant comme première condition à une rééducation efficace. Sarfati (38) incite les enfants et familles non motivés à garder une certaine forme de suivi vocal, au moins une fois par an, en prenant bien soin d'être comprise sur les relations entre le forçage vocal et le degré de dysphonie.

Heuillet-Martin (1) explique qu'on ne peut en aucun cas « plaquer » une technique vocale : c'est difficile chez l'adulte, impossible chez l'enfant. Il faut tout d'abord apprendre à l'enfant à apprivoiser sa voix car il ne sait pas ce que c'est. La rééducation vocale est basée essentiellement sur des exercices d'écoute, des exercices psycho-moteurs, des exercices vocaux (jouer avec sa voix, mimes vocaux, apprendre à crier, à parler et des exercices plus techniques), des jeux de langage.

Boone (39) met l'accent sur la rééducation de l'abus vocal dans les situations de la vie quotidienne. Selon lui, la chose la plus efficace que le clinicien puisse faire est d'isoler pour l'enfant les situations dans lesquelles intervient l'abus vocal. Beaucoup d'enfants conservent le trouble vocal simplement en maintenant un abus vocal quotidiennement, durant de très brèves périodes : *« a little vocal abuse each day will keep a voice problem alive »*, p.105.

Amy de la Bretèque (40) précise que la rééducation de la voix chez l'enfant nécessite non seulement d'avoir une bonne connaissance fondamentale et technique sur les dysphonies, mais aussi une certaine aisance et de l'imagination pour créer des séances rééducatives attractives autant qu'instructives. Le rééducateur aura alors de grandes satisfactions, la plasticité de la voix étant particulièrement bonne chez l'enfant.

Quant à de Montauzan (41), elle préconise une rééducation basée sur la sophrologie. Ainsi, l'enfant apprend à se détendre, à être plus à l'aise dans son corps et dans ses relations avec autrui. Il s'habitue à utiliser un minimum de contractions tant au niveau corporel global qu'à celui des différents organes de la voix et de la parole sollicités lors de la production vocale.

Selon Thibault (42), la rééducation du comportement neuromusculaire de la région oro-faciale est primordiale dans toute rééducation de la voix chez l'enfant. Elle propose donc un travail autour de l'équilibre labio-linguo-jugal en travaillant la motricité de la langue, des lèvres et des joues, ainsi que les praxies bucco-lingo-faciales. Ce travail va aider l'enfant dans la recherche de la verticalité. Selon l'auteur, cette prise de conscience de la région oro-faciale hâte la maturation affective et augmente la motivation de l'enfant.

D'après Klein-Dallant (43), on peut distinguer deux cas de figure parmi les enfants dysphoniques :
- l'enfant plutôt hypertonique, qui crie fréquemment et fort, dont tout le corps reflète une certaine agitation et tension et qui a un grand besoin de se dépenser. On voit mal dans le cas présent pourquoi les organes phonateurs échapperaient à cette tension ;
- l'enfant qui n'est pas spécialement agité, parfois même plutôt calme, ne crie pas de façon intempestive, même s'il lui arrive de crier fort. A le regarder, on ne se sent pas en présence d'un enfant « nerveux » ; il est parfois anxieux, timide, inhibé. Il impose cependant à son larynx et aux zones participant à la phonation un certain nombre de tensions, de serrages, de forçages qui altèrent également le timbre vocal. Il utilise son larynx de façon inadaptée.
Il faudra donc adapter la thérapie à chaque cas de figure (par exemple, dans le deuxième cas, faire de la relaxation pour faire de la relaxation n'a aucun sens mais apprendre à détendre ce qui produit la voix pour que celle-ci soit détendue et inaltérée paraît plus adapté). On évaluera ce dont l'enfant a réellement besoin

et ce qu'il va être en mesure de s'approprier, de faire sien le plus aisément dans sa vie et dans sa voix.

Koppel et collaborateurs (44) proposent un traitement médical, qui sera le plus souvent associé à la prise en charge rééducative. Ils proposent également un traitement chirurgical dans les cas de malformations et atteintes organiques. En ce qui concerne les dysphonies dysfonctionnelles avec lésions organiques, certaines conditions doivent être respectées :

- essai rééducatif préalable afin de modifier le comportement vocal ;
- absence de modifications laryngées et faible amélioration des signes acoustiques ;
- nécessité d'un soutien familial ;
- obligation d'un repos vocal absolu de huit jours prolongé d'une absence scolaire d'au moins quinze jours ;
- la poursuite d'une rééducation post-opératoire de longue durée pour stabiliser et éviter le surmenage vocal ;

La rééducation phoniatrique sera à la base de tout traitement d'une dysphonie classique de l'enfant, seule thérapeutique, adjuvant ou complémentaire du geste chirurgical. Elle est toujours difficile car il faut susciter l'intérêt de l'enfant, le motiver et entraîner une modification durable de son comportement vocal. Selon les auteurs, une rééducation est tout à fait possible à partir de quatre ans. De même, Frachet et collaborateurs (45) proposent une rééducation précoce dès cinq ans ou, pour certains, dès trois ans.

Cornut (24) propose également une rééducation vocale, accompagnée d'un traitement ORL et d'un traitement neuropsychiatrique. Le traitement ORL consiste à faire disparaître d'éventuelles affections adénoïdiennes, sinusiennes ou amygdaliennes. Il doit être le premier en date. Le traitement neuropsychiatrique accompagne ou précède la rééducation. Souvent un traitement sédatif à doses filées est administré de façon à améliorer le comportement général et à supprimer l'agitation psychomotrice de l'enfant. La rééducation vocale a pour but d'essayer de modifier le comportement vocal de l'enfant. Il s'agit donc de créer des automatismes nouveaux dans une fonction spontanée. Il est donc bien évident que cette rééducation est assez difficile à réaliser dans la pratique. L'auteur ajoute que sur cent enfants rééduqués, vingt retrouve complètement la voix normale qu'ils avaient auparavant. Trente cas retrouvent une excellente voix au cours des séances de rééducation mais une amélioration imparfaite dans la parole habituelle. Enfin, chez une cinquantaine d'enfants, les résultats ont été corrects au cours des séances de rééducation mais la modification vocale dans la parole spontanée a été assez faible. En ce qui concerne des résultats plus lointains, deux questions peuvent être posées :

- la dysphonie de l'enfant guérit-elle spontanément à la puberté ?
- l'amélioration obtenue au cours des séances de rééducation est-elle stable ?

Dejong-Estienne (46) aborde la fin de traitement et explique qu'elle va pouvoir se faire sur la base d'indices objectifs : un contrôle laryngologique, l'amélioration des épreuves du bilan vocal, l'amélioration de la qualité de voix, la prise de conscience par l'enfant de ces changements de qualité du geste vocal, sa capacité d'effectuer le pont avec l'extérieur (avec l'aide d'un adulte qu'il choisit et qui a pour mission de lui rappeler le geste quand il l'oublie). Ce pont consiste à établir un programme d'intégration en choisissant chaque jour quelque moment où l'enfant va prendre particulièrement soin de sa voix, soit avec une personne ou au cours d'une activité. Avant de terminer, on commence par espacer les séances. Quand l'enfant arrive aux séances avec une bonne voix, c'est un indice positif de l'intégration du geste, de même que les remarques de l'entourage qui entérinent également le changement. D'un commun accord on décide de terminer la rééducation moyennant des contrôles de plus en plus espacés.

I.2. Traitement des nodules

Conséquence directe du forçage vocal, les nodules (et surtout les nodules récents) peuvent disparaître complètement lorsque cesse ce forçage, sous l'influence d'un changement dans les conditions d'utilisation de la voix grâce à la rééducation vocale. Cette disparition des nodules est parfois très rapide. Lorsque les conditions de l'émission vocale restent inchangées, les nodules tendent à augmenter de volume en évoluant vers une forme fibreuse. Cette augmentation du volume est en général irrégulière et va de pair avec les aléas du forçage vocal. Les nodules anciens et fibreux deviennent difficilement réversibles (13).

Le traitement logique du nodule est la rééducation vocale, dont l'objectif essentiel est l'élimination du comportement de forçage. La présence d'un nodule ne confère aucun caractère particulier à cette rééducation vocale lors des premières étapes (information, relaxation, technique du souffle, verticalité). Bien que la rééducation seule puisse suffire dans bien des cas, le problème se pose cependant de l'association à cette rééducation d'un geste chirurgical de régularisation du bord libre du pli vocal, ainsi que le problème du moment de cette éventuelle intervention. Plusieurs cas de figure peuvent se présenter :

- le nodule est volumineux, le comportement de forçage est important : on préconisera une rééducation vocale pré-opératoire de plusieurs semaines, voire plusieurs mois, surtout si le patient redoute l'intervention ;
- le nodule est volumineux et ne s'efface pas à l'examen stroboscopique. Le comportement de forçage est relativement modéré : l'intervention peut

avoir lieu sans délai ; on prévoit cependant une rééducation post-opératoire ;

- le nodule est peu volumineux et s'efface complètement en lumière stroboscopique : on peut penser que la rééducation seule sera suffisante ;
- nodule persistant après plusieurs semaines de rééducation sous la forme d'un petit noyau dur qui ne s'efface pas à l'examen stroboscopique : l'intervention s'impose malgré le faible volume du reliquat nodulaire.

J. Que deviennent les dysphonies de l'enfant à l'âge adulte ?

Cornut (24) a été frappé à l'interrogatoire de sujets dysphoniques adultes de découvrir que de nombreuses dysphonies remontent en fait à l'enfance. Sur 14 enfants qui avaient été rééduqués cinq ans auparavant, deux jeunes filles présentent un larynx peu modifié et un timbre toujours aussi mauvais qu'avant. Il semble donc que la puberté n'ai apporté aucun changement. Dans six cas (trois garçons, trois filles), le résultat obtenu au cours des séances avait été correct mais non parfait. Enfin, dans six cas (trois garçons, trois filles), une restitution complète avait été obtenue à la suite des séances de rééducation.

D'après Heuillet-Martin et Seyot (47), les patients dysphoniques adultes précisent parfois qu'enfant leur voix était cassée, qu'elle a toujours été fragile et que leurs performances vocales ont toujours été réduites. Aucune étude longitudinale n'a été faite jusqu'à ce jour pour connaître l'évolution de la voix pathologique de l'enfant à l'âge adulte. C'est pourquoi un mémoire d'orthophonie a été réalisé par Seyot en 1994, dirigé par Heuillet-Martin. Elles ont ainsi retrouvé 42 dossiers d'adultes « ex-enfants dysphoniques ». Le temps écoulé entre la première consultation et 1994 variait de quatre à dix-neuf ans.

Quatre groupes de pathologies ont été individualisés, en fonction du diagnostic initial :

- les dysphonies dysfonctionnelles simples = 37 %
- les dysphonies dysfonctionnelles compliquées de lésions acquises = 41 %
- les dysphonies sur lésions congénitales = 10 %
- les dysphonies d'étiologie diverse = 12 %

En ce qui concerne le devenir des dysphonies dysfonctionnelles compliquées de lésions acquises, il s'agit presque toujours de nodules. Vingt-deux cas ont été recensés. Dix-sept cas concernent des jeunes garçons et cinq cas sont des filles.

Sur les dix-sept garçons, dix non rééduqués ou uniquement rééduqués présentent leur voix adulte « normalisée ». Il semble bien que la mue chez les garçons permet une « normalisation » vocale. Selon les auteurs, les nodules se résorbent grâce aux modifications anatomiques et histologiques qui accompagnent l'augmentation des hormones mâles. Sept autres petits garçons ont subi une exérèse chirurgicale de leurs nodules. Trois d'entre-deux ont une voix de mauvaise qualité. Il n'a pas été possible d'en connaître la raison (iatrogénie ?diagnostic erroné de nodules ?).

Chez les filles, l'une d'elles, seulement rééduquée, conserve une mauvaise voix à l'âge adulte. Les quatre autres ont demandé une chirurgie pour retrouver une « voix de fille » et ont été suivi par un(e) orthophoniste. Ces quatre voix devenues adultes sont de bonne qualité. Les auteurs précisent que les fillettes qui ne modifient par leur comportement vocal risquent de conserver leur nodules à l'adolescence.

Cette étude a mené les auteurs a prendre des orientations thérapeutiques différentes :

- leur attitude est plus souvent chirurgicale lorsqu'il y a suspicion de kyste ou kyste évident ;
- en cas de nodules chez un jeune garçon, elles rassurent les parents : même s'il est incapable de supprimer son comportement de forçage, son larynx

devrait se normaliser avec la mue. Par contre, les nodules peuvent disparaître avant, si le forçage est supprimé, ou si l'exérèse chirurgicale est demandée par l'enfant ;

- elles poussent davantage les fillettes vers une prise en charge rééducative et si les nodules persistent elles conseillent leur exérèse. Des nodules cachent d'ailleurs parfois un ou des petits kystes.

Dumont et François (26) ont noté une guérison spontanée des nodules vocaux dans près de la moitié des cas. Mais environ quinze pourcents de ces enfants resteront dysphoniques à l'âge adulte. Sur 35 garçons et 15 filles ayant eu des nodules vocaux entre six et treize ans, dix ans plus tard, seulement un garçon et trois filles avaient encore une dysphonie, et seulement deux autres adolescents se souvenaient avoir eu des problèmes vocaux dans l'enfance.

K. Synthèse

Le larynx de l'enfant est un organe en évolution permanente, ce qui le rend à la fois considérablement fragile et malléable. Une dysphonie peut apparaître chez un enfant en fonction de divers facteurs étiologiques, notamment : des antécédents pathologiques, l'influence du milieu familial, l'influence du propre comportement de l'enfant et la tendance aux excès vocaux. La littérature rapporte un plus grand nombre de garçons que de filles dysphoniques. Ce malmenage vocal, s'il est prolongé, est susceptible de mener à la formation de nodules vocaux sur la ou les corde(s) vocale(s) de l'enfant. Les nodules sont la conséquence de micro-traumatismes répétés des cordes vocales pendant le cycle vibratoire en situation de forçage. Un examen vidéolaryngoscopique permettra de déceler ce genre de lésion. On évaluera aussi la voix lors du bilan vocal (évaluation du timbre, de la hauteur vocale, de l'intensité vocale, de la mélodie de la voix, de l'étendue vocale, etc.). Il arrive que les nodules disparaissent spontanément avec le temps, mais dans la majorité des cas, une thérapie vocale est nécessaire. Plusieurs techniques existent en matière de thérapie vocale chez l'enfant mais tous les auteurs s'accordent sur le fait que cette thérapie vocale s'avère être particulièrement difficile: l'enfant doit être motivé et intéressé à entreprendre un traitement ; il doit être gêné personnellement par son problème de voix. Nous n'avons trouvé aucun ouvrage littéraire parlant du devenir d'enfants dysphoniques à l'âge adulte. Un mémoire a cependant été fait à ce sujet par Seyot (47), rapportant des résultats très différents les uns des autres, en fonction du type de traitement reçu, du sexe et d'autres facteurs encore. Les nodules semblent disparaître plus facilement chez les garçons que chez les filles, en raison des modifications anatomiques et histologiques ayant lieu chez le garçon durant la puberté. Cependant, Cornut (24), lors de l'anamnèse de ses patients, constate que beaucoup d'adultes dysphoniques avaient déjà des problèmes de voix dans leur enfance.

III. HYPOTHESES

Hypothèse I

La thérapie vocale ou les conseils logopédiques reçus ont permis à une partie des enfants dysphoniques devenus adultes (20 pourcents selon Cornut [24]) de retrouver une voix normale (évaluée objectivement et subjectivement). Cette thérapie / ces conseils ont influencé positivement le comportement vocal (hygiène vocale) de ces sujets.

Les sujets adultes utilisent les techniques apprises durant la thérapie vocale ou le suivi logopédique (respiration abdominale, détente, posture, etc.). Ils tiennent compte également des recommandations faites par les professionnels de la voix quant au bruit environnant lors de la phonation et à leur comportement en général, notamment en matière d'hygiène vocale. Les problèmes de voix rencontrés dans leur enfance n'ont eu aucune incidence sur leur choix professionnel. Ils ne ressentent aucune gêne vocale à l'heure actuelle et n'ont plus besoin de suivre une thérapie vocale. Le bilan vocal révèle une qualité de voix normale.

Hypothèse II

La thérapie vocale ou les conseils logopédiques reçus ont permis de faire disparaître les nodules des cordes vocales chez une partie des sujets (des garçons en majorité) et d'obtenir un status laryngé identique à celui rencontré chez une population normale (tout venants), c'est-à-dire une population qui ne présente pas de dysphonie..

Les cordes vocales sont saines, sans lésion particulière: les nodules ont disparu. La vibration des cordes vocales est de bonne qualité et l'on ne décèle aucun forçage laryngé.

IV. PARTIE PRATIQUE

A. Matériel et Méthode

A.2. La population

La population concernée est constituée d'adultes ayant suivi un traitement logopédique au Centre Hospitalier Universitaire Vaudois (CHUV), dans l'Unité de Phoniatrie et Logopédie, lorsqu'ils étaient enfants, entre 1982 et 1996.

Le recensement de cette population s'est fait à partir de 65 dossiers d'archives entreposés au CHUV. Trente-six personnes ont été sollicitées par courrier pour une collaboration à cette étude (par l'intermédiaire d'une logopédiste du CHUV, afin de respecter les règles déontologiques).

Les critères d'exclusion ont été les suivants :

- les dossiers classés après 1996 n'ont pas été pris en considération (dossiers trop récents).
- Les sujets devaient être âgés au minimum de 18 ans (personnes adultes, majeures).
- Dysphonies dysfonctionnelles sans nodules sur les cordes vocales non prises en considération (ne font pas l'objet de cette étude).

Sur ces trente-six demandes, trois lettres n'ont jamais abouti (adresse introuvable, famille ayant quitté la Suisse définitivement), dix personnes n'ont pas donné suite à ma demande, six ont refusé. Dix-sept personnes ont donné leur accord pour collaborer à l'étude (deux d'entre elles se sont désistées par la suite). Une fois leur accord donné, ces personnes ont été contactées par téléphone, courrier ou par e-mail afin qu'elles obtiennent des explications plus détaillées sur l'étude en question et qu'un rendez-vous soit fixé avec elles.

Au final, on trouve **un échantillon de population constitué de 15 sujets :** 12 garçons et 3 filles. Ces valeurs correspondent à un ratio de 1 : 4. Les sujets sont âgés **entre 18 et 31 ans**, ce qui correspond à une moyenne d'âge de 24 ans. En plus du diagnostic de nodules (12 personnes souffraient de nodules exclusivement : *nodules, gros nodules, petits nodules, nodules en miroir*, selon les termes figurant dans le dossier ORL), on trouve trois cas présentant également des troubles associés : deux troubles orthodontiques (dont l'un avec une fente maxillo-palatine postérieure) et une rhinolalie ouverte (étiologie non précisée dans les dossiers) .

Sujet	âge	profession
Garçon 1	25	Agent de police
Garçon 2	29	Ingénieur Civil EPFL
Garçon 3	18	Etudiant
Garçon 4	24	Employé magasin fournitures
Garçon 5	27	Ass. Commercial
Garçon 6	23	Etudiant
Garçon 7	29	Ingénieur EPFL
Garçon 8	31	Ingénieur ETJ
Garçon 9	25	Hôtelier

Garçon 10	20	Etudiant
Garçon 11	19	Etudiant
Garçon 12	19	Etudiant
Fille 1	24	Ass. dentaire
Fille 2	22	Ass. en pharmacie
Fille 3	25	Educatrice de la petite enfance

A.3. Recueil des données

A.3.1. Matériel

- Enregistrement vocal: enregistreur DAT (TASCAM, DA-P1, TEAC professional division, Japan), cassette audio DAT (SONY, PDP-65, Anti-Static-Lid), microphone avec pied de table (ECM-MS907, SONY, Japan).
- Capacité vitale fonctionnelle pulmonaire : spiromètre (Spirotest®, RIESTER).
- Temps maximal de phonation : chronomètre (HEUER).
- Etendue fréquentielle : programme Vocal Range Profile CSL (Computerized Speech Label 4300B, Software version 5-X, KAY ELEMETRICS, USA).
- Mesure de l'intensité : sonomètre ROLINE, 1350.
- Laryngoscopie : endoscope (épipharyngoscope rigide R.WOLF 4450.501, 70 degrés), vidéostroboscope (WOLF 5052), magnétoscope (DVCAM SONY, DSR-20MDP).

A.3.2. Le questionnaire

Un questionnaire a été établi afin de connaître les impressions que les sujets avaient de leur voix et leurs habitudes en matière d'hygiène vocale (Annexe 1).

Pour constituer le questionnaire, je me suis basée principalement sur les discussions que j'ai pu avoir avec Madame Schweizer et sur le protocole de bilan vocal du CHUV (partie anamnestique) utilisé par les logopédistes. Ce questionnaire comporte dix-huit questions et est constitué de deux parties : les questions 1 à 11 s'intéressent au comportement vocal des sujets durant leur enfance, les questions 12 à 18 traitent de l'auto-évaluation vocale des sujets.

Cette deuxième partie s'inspire également de l'échelle bipolaire d'évaluation de Dejonckere (voir Annexe 2).

Les questions posées dans la première partie cherchent à déterminer comment les traitements logopédiques ont été entrepris, quelle motivation l'enfant a pu avoir par rapport à une thérapie vocale, et quelle hygiène vocale et comportements ont été adoptés au sein de l'environnement familial. La deuxième partie s'intéresse au ressenti actuel que le sujet a de sa voix, à son comportement vocal , ainsi qu'à ses habitudes en terme d'hygiène vocale.

De manière générale, on trouve des questions fermées (réponses par oui/non), des questions semi-ouvertes (choix restreint de réponses) et des questions ouvertes.

A.3.3. Le bilan vocal

Je me suis également inspirée (en partie) du protocole de bilan vocal utilisé au CHUV pour établir mon propre protocole (les autres sources sont explicitées plus loin). Les sujets sont enregistrés dans différentes situations, à savoir : lecture de texte (voir Annexe 3), /a/ tenu, voix chantée, bruit de sirène. Je procède également à une spirométrie et à un phonétogramme (réduit).

La lecture de texte permet d'évaluer (de manière subjective) :

- le **timbre** vocal ;
- la **hauteur** vocale ;
- l'**intensité** vocale.

Cette évaluation se fait en voix conversationnelle, en voix projetée, en voix aiguë et en voix grave.

La spirométrie sert à mesurer la Capacité Vitale fonctionnelle pulmonaire (**CV**).

Le /a/ tenu nous indique le Temps Maximal de Phonation (**TMP**) ; il permet également de procéder à une analyse vocale informatisée, qui nous donne les valeurs du **jitter**, du **shimmer**, du **Fo** et du **NHR**.

L'évaluation de la voix chantée permet de juger la **mélodie de la voix**.

Le bruit de la sirène sur un /i/, en crescendo-decrescendo permet de juger la **capacité à moduler l'intensité vocale**.

Le phonétogramme indique :
- l'**étendue fréquentielle** ;
- la **dynamique d'amplitude**.

A.3.3.1. Le timbre
Ce paramètre est apprécié d'une part de manière subjective, lors d'une lecture de texte (25 mots, Annexe 4), d'autre part de manière objective à partir du son /a/ tenu.

<u>Evaluation subjective</u> :

Enregistrement d'une lecture de texte (25 mots) en voix conversationnelle, projetée, aiguë et grave. Le sujet a pour consigne de *lire le texte* :
- *avec une voix normale* (intensité et hauteur de voix confortables)
- *avec une voix plus forte* (imaginer que l'on est dans un auditoire, sans microphone pour parler)
- *avec une voix aiguë* (sur exemple de l'expérimentateur)
- *avec une voix grave* (sur exemple de l'expérimentateur)

Afin de pouvoir juger la qualité du timbre, j'utilise l'échelle GRBASI (avec une cotation de 0 à 3 pour chaque paramètre, voir p.36).

<u>Evaluation objective</u> :

Enregistrement d'un /a/ tenu. La consigne est de *tenir un /a/ le plus longtemps possible, à une hauteur et intensité vocales confortables.* Je procède, dans ce cas, à une analyse vocale informatisée à l'aide d'un programme informatique (voir dépouillement des données), qui me donne des informations sur le jitter, le shimmer, le Fo et le NHR.

Ces enregistrements sont réalisés dans une salle calme. La distance bouche-microphone est d'environ 30 centimètres.

A.3.3.2. La capacité vitale fonctionnelle pulmonaire

Le sujet est assis et a pour consigne de *souffler le plus fort possible dans l'embout buccal* (accroché au spiromètre)*, jusqu'à ce qu'il n'ait plus d'air à expirer.* L'expiration ne doit pas dépasser 5-6 secondes environ (sinon résultat faussé). Les unités de mesure s'expriment en millilitres. Le meilleur résultat de trois essais est retenu.

A.3.3.3. Le temps maximal de phonation

Le temps maximal de phonation est mesuré à partir d'un /a/ tenu, mesuré en secondes. La consigne est de *tenir un /a/ le plus longtemps possible, à une hauteur et intensité vocales confortables.* Le patient est assis. Le meilleur résultat de trois essais est retenu.

A.3.3.4. La voix chantée

La mélodie de la voix chantée est jugée sur une gamme dont la hauteur est choisie par le sujet. Ce dernier est assis et a pour consigne de *chanter la gamme.* La voix est cotée de la manière suivante : mélodieuse, plus ou moins mélodieuse, non mélodieuse (Annexe 5). Ces trois qualificatifs ont été mis au point en commun accord avec Madame Schweizer.

A.3.3.5. Modulation de la hauteur vocale

Evaluation subjective :

La capacité à moduler la hauteur de la voix est évaluée lors de la lecture de texte en voix conversationnelle, projetée, aiguë et grave (Annexe 5).

Le sujet a pour consigne de *lire le texte* :

- *avec une voix normale* (intensité et hauteur de voix confortables)
- *avec une voix aiguë* (sur exemple de l'expérimentateur)
- *avec une voix grave* (sur exemple de l'expérimentateur)

Une cotation de six degrés est utilisée (très basse : B+ ; basse : B- ; normale : N ; haute : H- ; très haute : H+ ; variable : var). Cette cotation est tirée de l'ouvrage « à l'écoute des voix pathologiques » (16).

A.3.3.6. Etendue fréquentielle

Evaluation objective :

Neuf mesures sont prises sur un /a/ tenu en exécutant un phonétogramme réduit: la fréquence la plus grave (Fo1), la fréquence fondamentale (Fo) et la fréquence la plus élevée (Fo2) combinée chacune avec l'intensité la plus faible (I min), une intensité confortable (I moy) et l'intensité la plus forte (I max). Les valeurs de fréquence vocale qui s'affichent sur l'écran de l'ordinateur sont notées au fur et à mesure . Un atténueur est utilisé sur le phonétogramme afin de calibrer celui-ci.

A.3.3.7. Modulation de l'intensité vocale

L'intensité vocale est également mesurée subjectivement selon six degrés (très forte : F ; forte : F- ; normale : N ; faible : f- ; très faible : f ; variable : var) en voix conversationnelle et voix projetée (Annexe 5).

A.3.3.8. Dynamique d'amplitude vocale

Evaluation subjective :

La capacité de modulation d'intensité est évaluée à l'aide de l'échelle tirée du protocole d'évaluation de dysarthrie de Enderby (48). Le sujet a pour consigne *d'imiter le bruit d'une sirène (crescendo- decrescendo)*. La cotation se fait sur 4 degrés (capable de changer le volume d'une façon contrôlée = 1, changement de volume mais progression très irrégulière = 2, changement très limité de volume et grande difficulté de contrôle = 3, pas de changement de volume ou volume toujours très faible ou très fort = 4). (Annexe 5)

Evaluation objective :

Le calcul de l'ambitus de l'intensité vocale est réalisé à l'aide d'un sonomètre, placé à 30 centimètres de la bouche du sujet, en mesurant l'intensité la plus faible possible (Imin) et l'intensité la plus forte possible (Imax).

A.3.4. La laryngoscopie

Un examen laryngoscopique est pratiqué par Madame Schweizer, phoniatre. On peut ainsi :

- évaluer la mobilité des cordes vocales ;

- observer la présence de lésions sur les cordes, le type de lésions ainsi que leur localisation ;

- juger de la qualité de vibration des cordes : synchronisées, irrégulières, rigidité localisée, amplitude ;

forte ou faible.

- dépister la présence d'un forçage laryngé.

(Annexe 6)

A.3.5. Lieu pour le recueil des données

Toutes les données sont recueillies au CHUV :

- le bilan vocal se déroule dans un local de logopédie (insonorisé) (BTX-5, CHUV) ;

- les mesures de fréquence et d'intensité sont prises dans une salle technique (BTX-5, CHUV), porte fermée et salle calme ;

- la laryngoscopie a lieu dans une salle réservée aux examens phoniatriques, porte fermée, environnement calme (BH-07, CHUV).

A.4. Dépouillement des données

A.4.1. Matériel

- analyse informatique : Multi-dimensional Voice Program CSL 4300B, Software version 5-X, KAY ELEMETRICS, USA ;
- présentation des résultats : programme Excel (Windows 2000, Microsoft) ;
- Calcul du DSI : machine à calculer KC-B61 (M *Electronic*)

A.4.2. Le questionnaire

Les données obtenues à partir du questionnaire sont classées en fonction du sexe des sujets examinés. Le nombre de réponses obtenues pour chaque question est donné soit sous forme de graphiques (la partie traitant du caractère de l'enfant et du ressenti vocal du sujet est représentée par un continuum), soit sous forme de tableaux.

A.4.3. Le bilan vocal

Une partie du dépouillement des données consiste à écouter les enregistrements fait avec les sujets examinés lors du bilan vocal et à les évaluer de manière subjective. L'autre partie se fait sous forme d'analyse des bandes enregistrées à l'aide de programmes informatiques : on évalue ainsi la fréquence fondamentale (Fo), le jitter , le shimmer et le rapport bruit/harmonique (NHR). Les valeurs I min et Fo2 obtenues à l'aide du phonétogramme réduit (ainsi que le TMP et le

Jitter) permettent de calculer le *Dysphonia Severity Index* (**DSI**). Les valeurs de la CV et du TMP permettent de calculer le Quotient Phonatoire (**QP**).

A.4.3.1. Le timbre

L'évaluation subjective du timbre de la voix est cotée à l'aide de l'échelle GRBASI. Un CD-ROM contenu dans le livre « à l'écoute des voix pathologiques » (16) me permet d'écouter différentes qualités de voix et de les utiliser ainsi comme repères pour coter la voix de mes sujets (Annexe 5). Pour des raisons d'organisation, je reste l'unique jury de cette évaluation (cette remarque est valable pour toutes les autres évaluations subjectives pratiquées, à savoir : l'évaluation de la hauteur, de l'intensité vocale, de la mélodie de la voix chantée et du jugement de la modulation d'intensité vocale). Les résultats sont représentés à l'aide d'un tableau.

A.4.3.2. Le temps maximal de phonation, la capacité vitale fonctionnelle pulmonaire et le quotient phonatoire

Le QP est calculé à l'aide de la Capacité Vitale fonctionnelle pulmonaire (CV) et du Temps Maximal de Phonation (TMP). Ces trois paramètres sont présentés dans un tableau.

A.4.3.3. Etendue fréquentielle

L'étendue fréquentielle est mesurée à partir des données du phonétogramme, en considérant les valeurs obtenues de Fo2 et Fo1. Un graphique illustre les résultats obtenus.

A.4.3.4. Dynamique d'amplitude

Elle est mesurée à partir des données obtenues grâce au sonomètre (valeurs I min et I max). Les résultats figurent également sur un graphique.

A.4.3.5. Le jitter , shimmer, Fo, NHR

Ces valeurs sont mesurées à partir d'un /a/ tenu. Une première sélection se fait par l'écoute de la cassette DAT, sur une période de 2 à 3 secondes, là où la voix semble à l'écoute la plus stable (le début et la fin de la séquence sont éliminés pour l'analyse). Le programme CSL, permet ensuite d'effectuer une analyse des différents paramètres sur une durée d'une seconde (partie la plus constante des 3 secondes).

A.4.3.6. Le dysphonia severity index (DSI) :

Le DSI est calculé à l'aide des données suivantes : le temps maximal de phonation, le jitter, l'intensité minimale et la fréquence la plus élevée.

$$\text{DSI} = 0.13 \times \text{MPT (s)} + 0.0053 \times \text{Fo-High (Hz)} - 0.26 \times \text{I-Low (dB)} - 1.18 \times \text{jitter (\%)} + 12.4$$

A.4.4. La laryngoscopie

Les résultats de la vidéostroboscopie montrant les lésions constatées sont résumés dans un tableau. Les résultats parlant de la mobilité des cordes vocales, de leur vibration et de l'existence éventuelle d'un forçage laryngé sont explicités dans le texte.

B. Résultats

B.1. Le questionnaire

B.1.1. L'enfance des sujets

1. Avez-vous suivi un traitement logopédique ?

La majorité des sujets se souvient avoir eu un traitement logopédique, même si elle ne se souvient pas du logopédiste en question, ni de la durée du traitement, ou encore du lieu. Lors de nos entretiens, je constate que beaucoup des souvenirs des sujets sur la logopédie sont réactivés par les discussions partagées avec leurs parents sur les circonstances de leur suivi logopédique, ceci à l'occasion de cette étude.

Se souviennent avoir eu un traitement logopédique

▨ oui ▨ N.S.P.

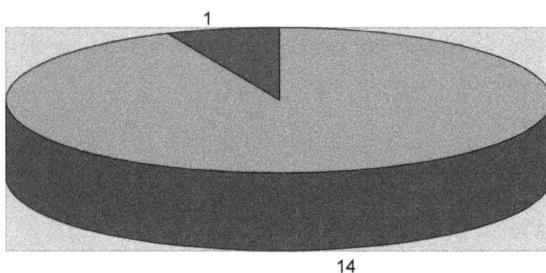

1

14

2. Raisons de la consultation logopédique ?

Toutes les personnes ont consulté un(e) logopédiste en raison de nodules sur les cordes vocales.

3. Une gêne vocale a été perçue par…

Certains se souviennent avoir ressenti une gêne dans la voix, mais dans la majorité des cas elle a été constatée par quelqu'un d'autre: les parents figurent en tête de liste.

Gêne vocale observée par...

☐ sujet ☐ sujet + autre personne ☐ parents ☐ autre personne ■ ne sait pas

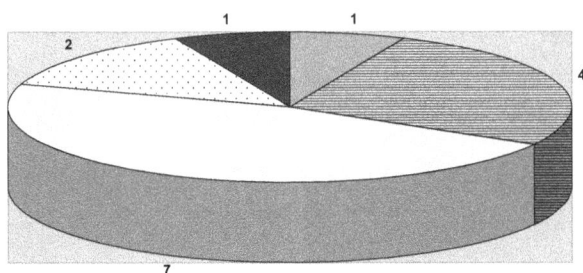

4. Aviez-vous personnellement envie de changer quelque chose à votre voix ?

La moitié environ des enfants était motivée à changer la qualité de sa voix. Ce résultat paraît surprenant car un seul d'entre eux a véritablement ressenti lui-même une gêne (voir graphique précédent).

Motivations à changer de voix

☐ oui ■ non ☐ N.S.P.

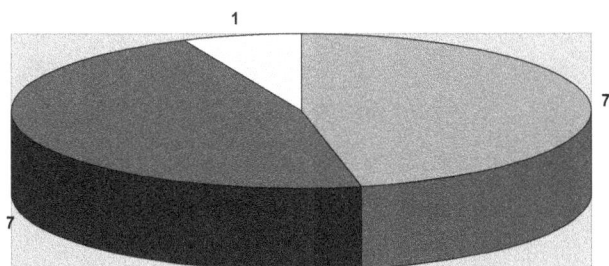

5. Est-ce qu'un autre membre de la famille a eu des problèmes de voix ?

Seuls deux sujets sur quinze connaissent un ou plusieurs membre(s) de leur famille souffrant également d'un trouble vocal. Il faut cependant être attentif au fait qu'une réponse négative à cette question n'exclut pas forcément l'existence d'un trouble vocal éventuel dans la famille du patient : en effet, les souvenirs (datant pour certains de plus de 22 ans) sont parfois flous.

Autre membre de la famille avec gêne vocale

☐ oui ■ non ☐ N.S.P.

1

2

12

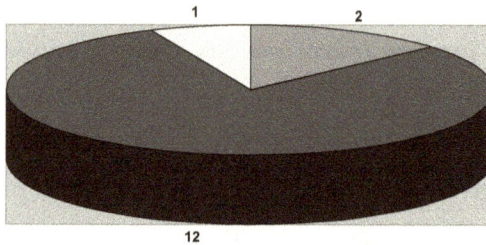

6. A la maison, le niveau sonore des conversations familiales était plutôt...

En ce qui concerne les habitudes familiales, la majorité des enfants vivaient dans un environnement plutôt bruyant : la plupart des conversations familiales étaient d'un niveau sonore moyennement fort et un nombre considérable de foyers laissait la télévision ou la radio allumées pendant les conversations. A noter que, les deux personnes connaissant quelqu'un de leur entourage ayant lui aussi eu des problèmes de voix, vivaient dans un milieu moyennement fort à très fort.

Niveau sonore à la maison

⊠ très fort ■ moyennement fort □ calme

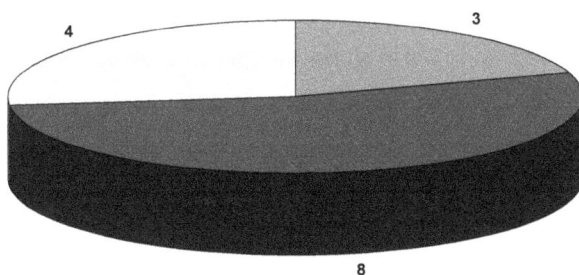

7. La radio ou TV était-elle souvent allumée pendant les conversations ?

T.V. / radio allumée pendant les conversations

⊠ oui ■ non □ N.S.P.

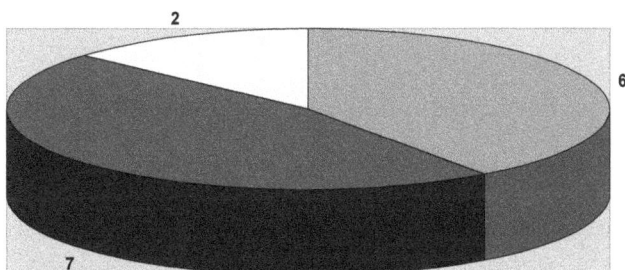

8. Comment décririez-vous votre caractère lorsque vous étiez enfant, sur une échelle de 1 à 5 ?

Deux filles estiment avoir été plutôt calmes (cotation à 2), une seule pense avoir eu un caractère nerveux. Toutes les trois se rappellent avoir été bavardes (cotations entre 4 et 5). L'une avait tendance à peu crier, les deux autres criaient plus fréquemment. Les deux derniers critères cités sont importants à considérer car ils sont importants quant au comportement que l'enfant adopte par rapport à l'usage de sa voix (voir chapitre sur les dysphonies dysfonctionnelles chez l'enfant).

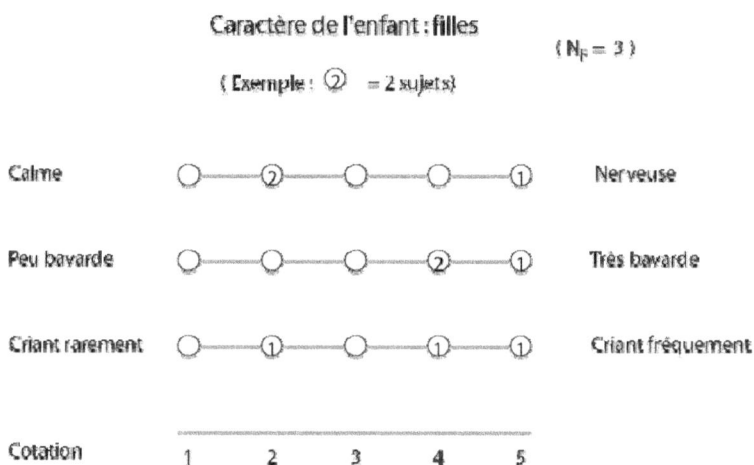

Caractère de l'enfant : filles

($N_F = 3$)

(Exemple : ② = 2 sujets)

Calme	○——②——○——○——①	Nerveuse
Peu bavarde	○——○——○——②——①	Très bavarde
Criant rarement	○——①——○——①——①	Criant fréquemment

| Cotation | 1 | 2 | 3 | 4 | 5 |

La moyenne des garçons était plutôt d'un caractère calme (moyenne de cotation entre 2 et 3), plutôt bavard avec une cotation entre 3 et 4 (légèrement moins que les filles) et avec une tendance également à crier fréquemment (moyenne située entre 3 et 4).

Caractère de l'enfant : garçons

($N_G = 12$)

(Exemple : ⑤ = 5 sujets)

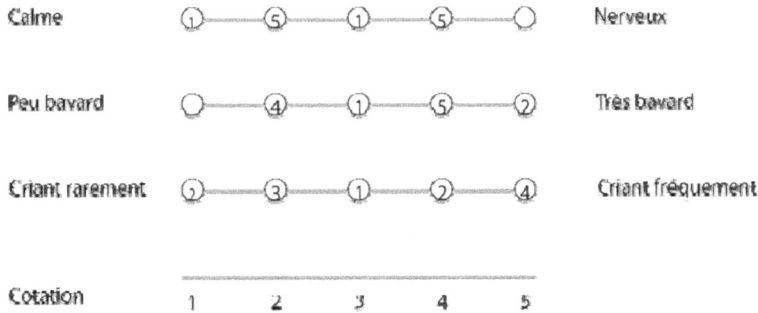

Calme	① —— ⑤ —— ① —— ⑤ —— ◯	Nerveux
Peu bavard	◯ —— ④ —— ① —— ⑤ —— ②	Très bavard
Criant rarement	② —— ③ —— ① —— ② —— ④	Criant fréquemment
Cotation	1 2 3 4 5	

9. Vous souvenez-vous de quelques conseils/exercices que votre logopédiste vous avait donnés ?

Plus de la moitié des sujets (huit sujets sur quinze) se souvient des exercices logopédiques qu'elle a dû pratiquer (ceci a été vérifié dans le questionnaire par une demande de description du type d'exercices pratiqués). Cependant, on ne peut pas faire de lien entre le fait que les gens se souviennent des exercices logopédiques pratiqués dans le passé et l'application régulière de ces exercices, que ce soit durant le traitement ou après (questions 10 et 11). Par contre, les personnes ayant changé leurs habitudes en matière d'hygiène vocale (six personnes sur quinze, voir suite) se souviennent toutes des exercices logopédiques pratiqués dans le passé.

***10.Avez-vous suivi les conseils ou pratiqué les exercices donnés par le (la)
logopédiste ou le médecin ORL pendant le traitement...***

La plupart des enfants ont pratiqué les exercices de manière régulière pendant le traitement.

Aciduité aux exercices logo durant le traitement

⊞ régulière ■ parfois □ rarement ▨ jamais

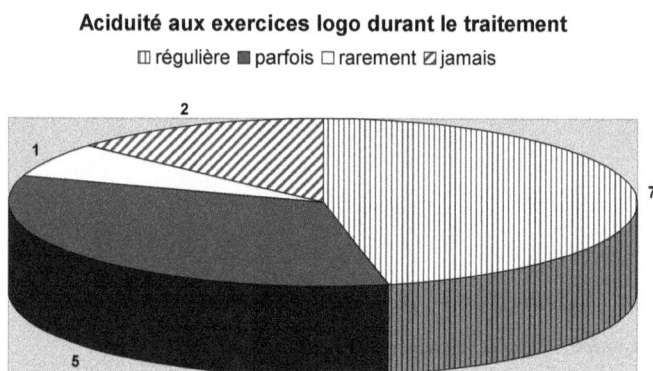

***11.Avez-vous suivi les conseils ou pratiqué les exercices donnés par le (la)
logopédiste ou le médecin ORL après le traitement...***

Cependant, ils les ont cessé définitivement par la suite (seules quatre personnes sur quinze les ont pratiqué après la fin du traitement, mais *rarement*). La tendance est donc de diminuer fortement, voire d'arrêter toute pratique d'exercices dès la fin du traitement.

Aciduité aux exercices logo après le traitement

⊞ régulière ■ parfois ▨ rarement ☐ jamais

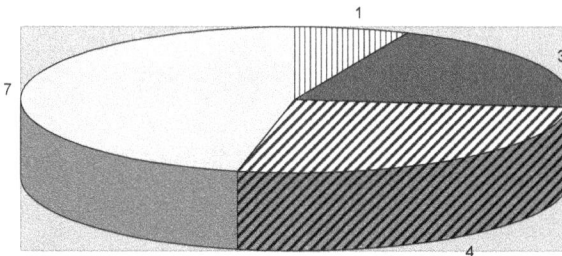

B.1.2. Le sujet adulte

12. *Actuellement, ressentez-vous une gêne dans votre voix ?*

Sur les 15 sujets interrogés, quatre d'entre eux ressentent encore une gêne dans leur voix. A noter que deux personnes sur quinze (deux filles) utilisent beaucoup leur voix dans un milieu professionnel (l'une est assistante en pharmacie, l'autre éducatrice de la petite enfance).

13. *Comment ressentez-vous votre voix actuellement, sur une échelle de 1 à 5 ?*

De manière générale, en considérant l'ensemble des sujets adultes, on ne note pas vraiment de qualificatifs indiquant une gêne vocale dans les réponses données. La voix tend à être plutôt reposée, facile, sonore, agréable, pure et puissante. Il y a cependant peu de réponses extrêmes : celles-ci se situent majoritairement autour d'une cotation entre 2 et 4.

Qualité de voix ressentie chez le sujet adulte...

Sur une échelle de 1 à 5
(Exemple : ① = un sujet)   (N = 15)
▼ = Moyenne

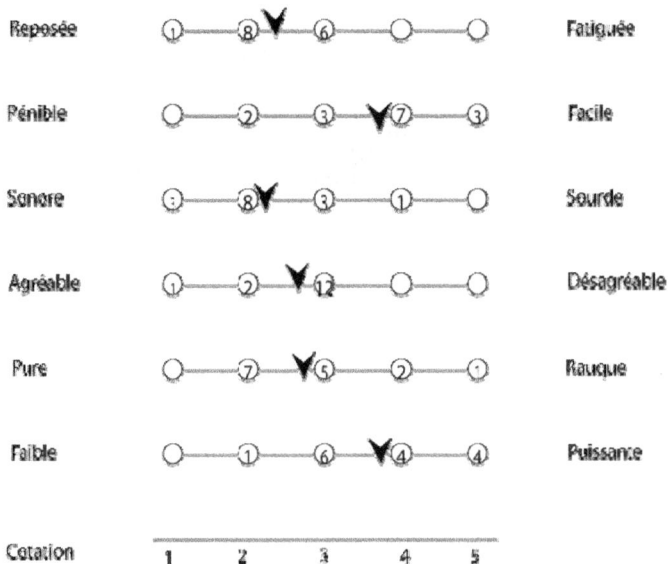

Reposée	①——⑧▼——⑥——○——○	Fatiguée
Pénible	○——②——③——▼⑦——③	Facile
Sonore	②——⑧▼——③——①——○	Sourde
Agréable	①——②——▼⑫——○——○	Désagréable
Pure	○——⑦——▼⑤——②——①	Rauque
Faible	○——①——⑥——▼④——④	Puissance

| Cotation | 1 | 2 | 3 | 4 | 5 |

Chez les femmes, la voix est ressentie comme plutôt pénible et rauque. Cependant, elles la décrivent comme reposée, sonore et puissante. La voix n'est cependant perçue qu' à peu près agréable (cotation moyenne à 3). Les résultats obtenus du continuum *féminine-masculine* sont très diversifiées.

Qualité de voix ressentie chez la femme adulte…

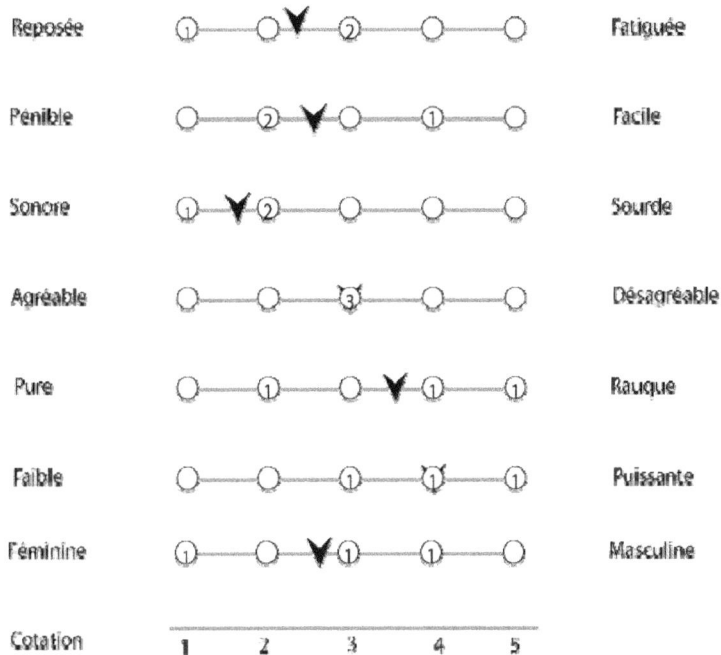

Sur une échelle de 1 à 5
(Exemple : ⑧ = 8 sujets)   (N_f = 3)
∨ = Moyenne

Reposée		Fatiguée
Pénible		Facile
Sonore		Sourde
Agréable		Désagréable
Pure		Rauque
Faible		Puissante
Féminine		Masculine

Cotation 1 2 3 4 5

Les hommes, eux, qualifient leur voix de façon similaire à ce que l'on observe dans la population adulte générale des sujets examinés. Ceci paraît logique étant donné qu'ils représentent 80 pourcents des sujets adultes interrogés. Les résultats pour une voix *féminine-masculine* sont moins diversifiés chez les garçons que chez les filles : ils tendent plus vers le pôle masculin (cotation moyenne entre 4 et 5).

Qualité de voix ressentie chez l'homme adulte...

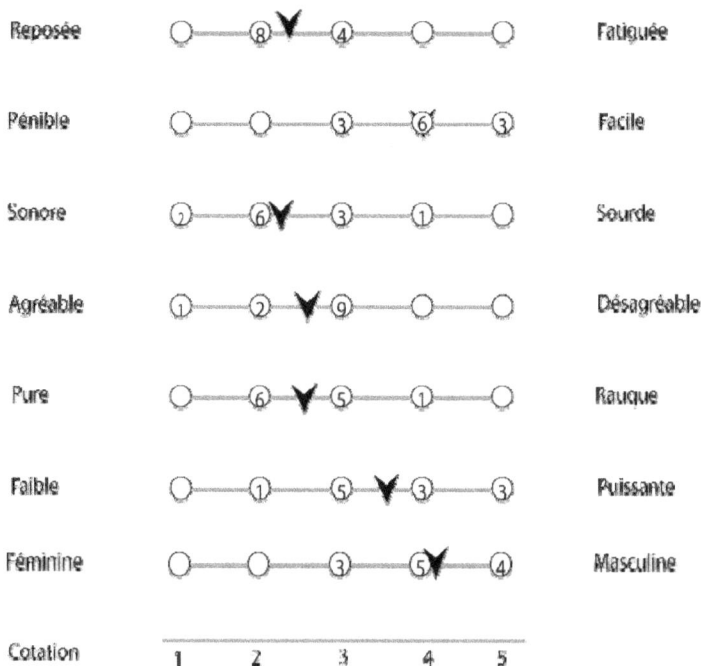

14.Le niveau sonore des conversations dans votre foyer est plutôt...

En ce qui concerne le bruit environnant: le niveau sonore des conversations reste très fort à moyennement fort pour neuf sujets sur quinze.

Niveau sonore actuel des conversations

☐ très fort ■ moyennement fort ☐ plutôt calme ☐ très calme

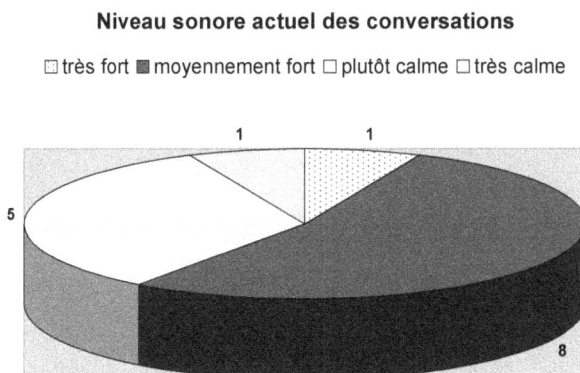

15.Avez-vous dû refaire un traitement de voix par la suite ?

La plupart des sujets (14 sujets sur 15) n'ont jamais refait de traitement de voix par la suite. Un seul sujet a entrepris un traitement de voix après la thérapie vocale initiale. Cette personne se plaint aujourd'hui encore d'une gêne vocale et l'examen laryngoscopique révèle un œdème de Reinke I (elle n'est actuellement plus en traitement).

16.Suivez-vous actuellement un traitement logopédique ou consultez-vous un ORL pour la voix ?

Personne n'est actuellement en traitement logopédique ou suivi par un ORL.

17.Le problème de voix que vous avez eu enfant a-t-il orienté votre choix professionnel ?

Personne n'a vu son choix professionnel modifié ou orienté par les problèmes de voix rencontrés auparavant.

18.La thérapie vocale ou consultation ORL que vous avez eue enfant a-t-elle changé votre comportement en matière d'hygiène vocale ?

Six personnes interrogées sur quinze ont changé leur comportement en matière d'hygiène vocale suite à la thérapie vocale ou la consultation ORL qu'elles ont eue enfant. Deux de ces personnes (un garçon, une fille) se plaignent encore de gêne au niveau de la voix. Parmi les six personnes qui pensent avoir changé leur comportement en matière d'hygiène vocale, trois personnes vivent dans un environnement à niveau sonore moyennement fort, deux dans un environnement plutôt calme et une dans un environnement très calme.

Changement du comportement en matière d'hygiène vocale

▨ oui ■ non ▢ N.S.P.

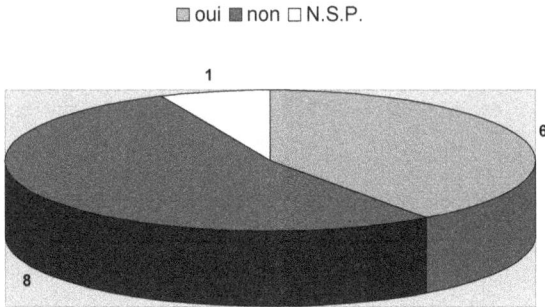

B.2. Le bilan vocal

B.2.1. Evaluation subjective

B.2.1.1. Le timbre de voix : cotation GRBASI

Chez les garçons, le timbre semble être de meilleure qualité en voix projetée lors de la lecture de texte. Le timbre est plus vite altéré en voix chantée et, pour la moitié des sujets, en lecture simple. Il n'est pas possible d'établir un lien direct entre la qualité du timbre et d'éventuelles lésions sur les cordes vocales. Par exemple, je juge la qualité du timbre du sujet 4 normale (sans altération globale = G0) : il souffre d'une irrégularité du bord libre de la corde vocale (jonction tiers médian-tiers antérieur de la corde vocale). Parmi les personnes qui n'ont pas de lésion (garçons 2, 9 et 12), j'estime que le premier a tendance à forcer sa voix projetée et chantée ; le second me paraît avoir une voix plutôt hypotone en voix conversationnelle et projetée ainsi qu'une tendance à forcer en voix chantée ; le dernier chante avec un timbre légèrement éraillé. Cependant, il faut considérer que les performances vocales de ces personnes varient en fonction du moment de la journée ou de l'année (certains des sujets sont évalués en début de matinée, d'autres sortent d'un état grippal).

Chez les filles, il est plus facile d'établir un lien entre les performances vocales et l'état physiologique des cordes vocales. En effet, toutes les trois ont une qualité de timbre altérée ainsi que des lésions sur les cordes vocales.

Tableau 8 : timbre vocal, échelle GRBASI
Les cases assombries correspondent à un timbre jugé altéré (G1, G2 ou G3)

	Timbre		
sujets	voix simple	voix projetée	voix chantée
Garçon 1	G0 R0 B0 A0 S0 I0	G0 R0 B0 A0 S0 I0	G0 R0 B0 A0 S0 I0
Garçon 2	G0 R0 B0 A0 S0 I0	G1 R0 B0 A0 S1 I0	G1 R0 B0 A0 S1 I0
Garçon 3	G1 R0 B1 A1 S0 I0	G0 R0 B0 A0 S0 I0	G0 R0 B0 A0 S0 I0
Garçon 4	G0 R0 B0 A0 S0 I0	G0 R0 B0 A0 S0 I0	G0 R0 B0 A0 S0 I0
Garçon 5	G1 R1 B0 A0 S0 I0	G0 R0 B0 A0 S0 I0	G1 R0 B0 A0 S1 I0
Garçon 6	G0 R0 B0 A0 S0 I0	G0 R0 B0 A0 S0 I0	G0 R0 B0 A0 S0 I0
Garçon 7	G1 R0 B0 A1 S0 I0	G0 R0 B0 A0 S0 I0	G1 R0 B0 A0 S1 I1
Garçon 8	G0 R0 B0 A0 S0 I0	G0 R0 B0 A0 S0 I0	G1 R0 B1 A0 S0 I0
Garçon 9	G1 R1 B0 A1 S0 I0	G1 R0 B0 A1 S0 I0	G1 R0 B0 A0 S1 I0
Garçon 10	G0 R0 B0 A1 S0 I0	G0 R0 B0 A0 S0 I0	G1 R0 B0 A0 S1 I0
Garçon 11	G1 R1 B0 A0 S0 I1	G0 R0 B0 A0 S0 I0	G1 R0 B0 A0 S1 I0
Garçon 12	G0 R0 B0 A0 S0 I0	G0 R0 B0 A0 S0 I0	G1 R1 B0 A0 S1 I0
Fille 1	G1 R0 B1 A0 S0 I0	G1 R0 B1 A0 S0 I1	G1 R1 B0 A0 S1 I0
Fille 2	G0 R0 B0 A0 S0 I0	G1 R0 B1 A0 S1 I0	G1 R1 B0 A0 S1 I1
Fille 3	G1 R0 B1 A1 S0 I0	G1 R0 B0 A1 S0 I0	G1 R0 B1 A0 S0 I0

B.2.1.2. La voix chantée

On obtient pour les filles (non représentées sur le graphique) et les garçons des résultats plus ou moins semblables: sept garçons sur douze et deux filles sur trois chantent avec une voix plus ou moins mélodieuse, quatre garçons sur douze et une fille sur trois possèdent une voix mélodieuse. Seul un garçon n'a pas une voix mélodieuse en voix chantée. Il est important de noter ici que cette épreuve a suscité une certaines réserve pour quelques personnes, ce qui a rendu l'épreuve du chant difficile.

Mélodie de la voix chantée chez les garçons

▨ mélodieux ■ (+/-) □ pas mélodieux

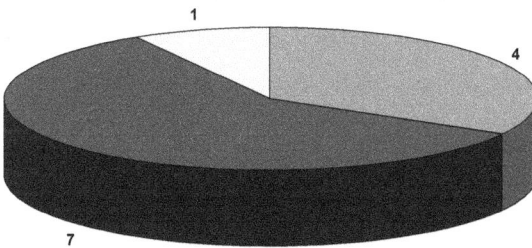

B.2.1.3. La hauteur de la voix

<u>Hauteur pour la voix conversationnelle</u>

Les résultats semblent se concentrer autour de valeurs jugées normales à l'oreille. Toutes les filles ont une hauteur de voix jugée normale, ainsi que la majorité des garçons, soit sept garçons sur douze.

Tonalité de la voix
B+ = très basse   B- = basse   N = normale H- = haute   H+ = très haute
Var = variable

Voix conversationnelle garçons

▨ B- ▨ B- à N ▢ N ▥ N à H- ■ H-

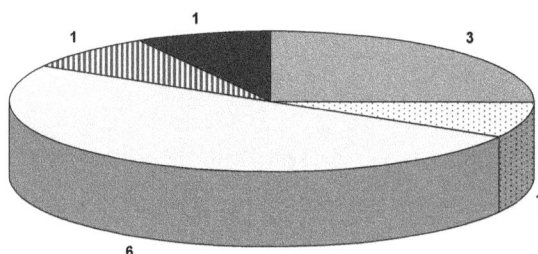

Hauteur pour la voix grave

Lorsqu'on leur demande de lire le texte avec une voix grave, la majorité des garçons parvient à atteindre une fréquence plus ou moins basse mais avec un certain degré de variabilité: un seul garçon sur douze atteint une hauteur très basse, huit parviennent à une hauteur basse et cinq restent dans une hauteur normale. Une fille sur trois est parvenue à abaisser légèrement sa voix (celle-ci oscille entre une hauteur légèrement grave et une hauteur normale) mais les autres sont restées à une hauteur quasi normale (c'est-à-dire proche de leur fréquence fondamentale), avec toutefois une certaine variabilité au cours de l'épreuve.

Voix grave garçons

⊞ B+ ▦ B- ▢ B- à N ▢ N

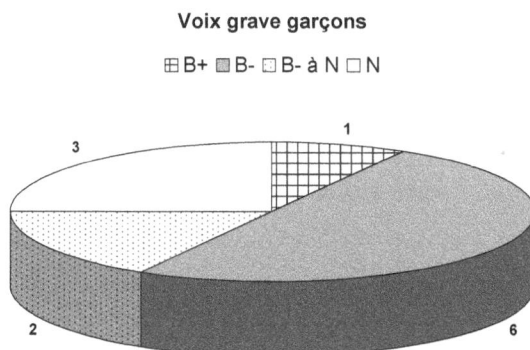

Hauteur pour la voix aiguë

Les observations faites pour la voix grave s'observent également lors de l'utilisation de la voix aiguë : onze garçons arrivent à monter dans les fréquences aiguës (dix en voix aiguë, un en voix très aiguë) mais toujours avec une certaine instabilité. La même observation peut être faite pour les filles au sujet de l'instabilité dans la hauteur de la voix. Par contre, aucune d'entre elles n'atteint une hauteur de voix très aiguë (l'une reste dans une hauteur normale, les deux autres augmentent légèrement leur fréquence).

Voix aiguë garçons

▢ N ▥ N à H- ■ H- ▤ H+

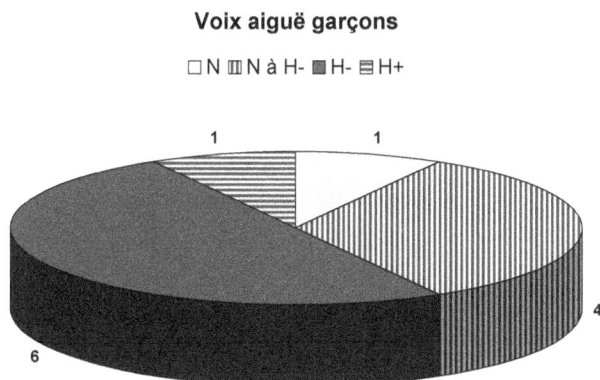

B.2.1.4. L'intensité de la voix

L'intensité de la voix a été évaluée subjectivement avec la même épreuve
(lecture de texte) pour l'analyse en voix simple et projetée. L'intensité en voix
simple se situe à un niveau jugé normal pour quasi tous les sujets, sans
distinction de sexe. Un seul garçon semble avoir une intensité de voix plutôt
faible. En voix projetée, la majorité des garçons peut augmenter l'intensité de sa
voix (avec une variabilité notable pour trois d'entre eux). Les filles sont
également capables d'intensifier leur voix: elles obtiennent les trois une cotation
F- (non représenté ici).

Intensité de voix
**f = voix très faible, f- = voix plutôt faible, N = intensité normale, F- =
intensité plutôt forte et F = intensité forte**

Voix projetée garçons

□ N ⅢN à F- ■ F- ▤ F

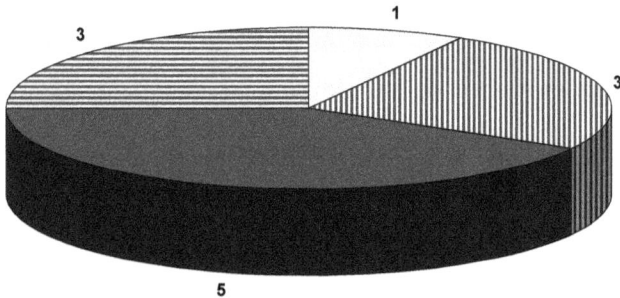

Modulation de l'intensité : épreuve de « crescendo-decrescendo » (sirène) sur un /i/

La plupart des sujets arrive à changer l'intensité de sa voix de façon contrôlée (onze sujets sur quinze sont cotés 1 sur 4 : 1 = capable de changer de volume de façon contrôlée). Trente pourcents des garçons, soit quatre sur douze, ont de la difficulté à moduler leur intensité vocale de manière graduée et régulière (cotés 2 sur 4 : 2 = changement de volume mais progression très irrégulière). Ces quatre personnes présentent le status ORL suivant : l'un présente une ébauche de vergeture avec un oedème de Reinke I, deux autres souffrent d'un kyste sur l'une de leurs cordes, le dernier n'a aucune lésion décelée.

B.2.2. Evaluation objective

B.2.2.1. Le Dysphonia Severity Index (DSI)

En ce qui concerne les garçons, les résultats obtenus au DSI sont globalement assez disparates. Sept garçons sur douze ont un DSI supérieur à 1.02 (donc équivalent à G1-G0 de l'échelle GRBASI). Quatre garçons se situent entre +1 et -1 (ce qui équivaut à G1). Une personne a cependant un DSI de -3.32, correspondant à G2-G3 de l'échelle GRBASI. Cela correspond également à un niveau d'atteinte de degré 1 selon le TOM (*Therapy Outcome Mesures*, voir chapitre sur l'évaluation du timbre), c'est-à-dire une dysphonie constante. Aucun n'atteint des valeurs normales (les meilleurs résultats atteignent un DSI de 3.25, donc en dessous du 5 attendu en tant que valeur normale). Sept personnes sur douze n'ont cependant pas de dysphonie selon le TOM (cela concerne les scores supérieurs à 1.8).

Le sujet 4 obtenant une valeur de -1.13 au DSI souffre d'un œdème de Reinke I ainsi que d'une irrégularité du bord libre de la corde vocale (jonction tiers médian- tiers antérieur de la corde vocale gauche).

Le garçon se situant dans les valeurs obtenues les plus négatives au DSI (sujet 9) a aussi été jugé selon l'échelle GBRBASI avec une altération de timbre G1 dans les trois contextes de production (voix conversationnelle, projetée et chantée. Voir Tableau 8). Cette personne ne présente pourtant pas de lésion cordale mais son quotient phonatoire se situe bien au-dessus des normes acceptées (environ 307 ml/s, voir suite). Pour ce cas, j'émettrais l'hypothèse que le comportement vocal d'une personnalité féminisée retrouvée chez un homosexuel a des répercussions sur la qualité de voix de celui-ci et peut donc influencer la qualité du timbre. En effet, cette personne parle avec une voix féminisée et prend certaines attitudes féminines qui laissent deviner clairement son orientation sexuelle.

Toutes les filles obtiennent un DSI nettement inférieur à la valeur normale : il se situe entre 0.19 et – 0.94. Ce résultat semble donc corréler avec la présence de lésions sur les cordes vocales (toutes les filles ont des lésions sur les cordes vocales).

En conclusion, la majorité des sujets obtiennent un DSI légèrement à moyennement inférieur à la norme. Pour quelques personnes (la totalité des filles ainsi que quelques garçons), le DSI s'éloigne considérablement des valeurs normales, ce qui indique un indice de dysphonie élevé.

Dysphonia Severity Index
rappel norme: Garçons = 5.22   Filles = 4.7

◆ Garçons ■ Filles

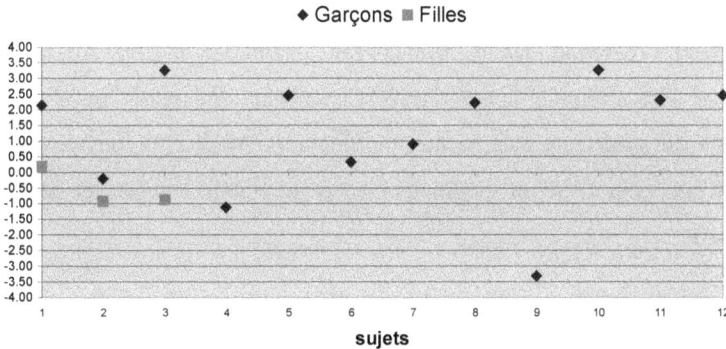

sujets

B.2.2.2. Le temps maximal de phonation (TMP)

Les filles obtiennent les résultats suivants : 11, 15 et 11 secondes, la norme se situant entre 15 et 20 secondes (17). Les garçons arrivent à une moyenne de 21 secondes, c'est-à-dire dans les limites inférieures de la norme (située entre 20 et 25 secondes). Ces derniers résultats sont toutefois très hétérogènes : ils oscillent entre 13 et 31 secondes. En conclusion, quatre garçons et deux filles obtiennent des résultats inférieurs à la norme (20-25 secondes pour les garçons, 15-20 secondes pour les filles).

B.2.2.3. La capacité vitale fonctionnelle pulmonaire

Les filles obtiennent à la spirométrie une moyenne de 2850 ml, ce qui correspond à la norme (en fonction de l'âge et du sexe, ici : 2640-2800 ml). On observe la même chose pour les garçons : la moyenne obtenue est de 4100 ml et la norme se situe entre 3990 et 4200ml pour une population masculine âgée de 18 à 35 ans. Au niveau individuel, on trouve des résultats très différents les uns des autres, situés entre 2800 et 5000 ml. Deux résultats sont nettement en dessous de la norme (2800 ml et 3100 ml : garçons 6 et 10).

B.2.2.4. Le quotient phonatoire

Le tableau 9 regroupe tous les résultats sans distinction de sexe. Aucun résultat inférieur à la norme n'a été relevé. Cependant, une partie importante des résultats est supérieure à la norme. Le Huche et Allali (13) considèrent qu'un résultat supérieur à 190 ml/s indique une phonation défectueuse avec déperdition du souffle.

Tableau 9 : tableau récapitulatif avec le temps maximal de phonation, la capacité vitale fonctionnelle pulmonaire et le quotient phonatoire (les résultats en gras soulignés correspondent à des résultats hors-norme)

	TMP (secondes)	Capacité vitale fonctionnelle pulmonaire (ml)	Quotient phonatoire (ml/s)
Normes	**20-25**	3990-4200	120-190
Garçon1	24	5000	**208.33**
Garçon 2	**15**	**3850**	**256.67**
Garçon 3	25	**3700**	148.00
Garçon 4	24	4000	166.67
Garçon 5	31	4400	141.94
Garçon 6	**13**	**2800**	**215.38**
Garçon 7	20	4500	**225.00**
Garçon 8	**16**	4500	**281.25**
Garçon 9	**14**	4700	**335.71**
Garçon 10	**19**	**3100**	163.16
Garçon 11	30	4400	146.67

Garçon 12	23	4250	184.78
Moyenne	21	4100	**206.13**
Normes	**15-20**	**2640-2800**	**120-190**
Fille 1	<u>**11**</u>	3100	**281.82**
Fille 2	15	<u>2500</u>	166.67
Fille 3	<u>**11**</u>	2950	**268.18**
Moyenne	<u>**12**</u>	**2850**	**238.89**

B.2.2.5. Analyse vocale sur un /a/ tenu

Tableau 10 : récapitulatif (les résultats soulignés sont jugés hors-normes).

Temps maximal de Phonation (TMP)
Fréquence fondamentale moyenne (Fo)
Jitter exprimé en pourcents
Shimmer exprimé en pourcents
Rapport bruit/harmonique (NHR)
Dysphonia Severity Index (DSI)

Un garçon possède une Fo spécialement aiguë et une fille a une Fo très grave.
Quatre personnes ont un shimmer situé au-dessus du seuil supérieur normal (*Ppgb*, 2005).
Quatre personnes ont un jitter supérieur à la valeur de 1.04 % : valeur normale selon Kay Elemetrics corp. (19).
Tous les résultats pour le NHR se trouvent inférieurs à 0.19, selon Kay Elemetrics corp. (19), ce qui signifie que tous les sujets ont un rapport bruit/harmonique situé dans la normale.
Tous les DSI se situent en dessous des valeurs normales.

	TMP (en s)	Fo (en Hz)	Jitter (en %)	Shimmer (en %)	NHR	DSI
Garçon 1	24	103.437	0.701	2.440	0.1288	<u>2.13</u>
Garçon 2	<u>15</u>	<u>174.618</u>	0.442	2.449	0.1086	<u>-0.20</u>
Garçon 3	25	134.957	<u>1.624</u>	3.464	0.0937	<u>3.25</u>
Garçon 4	24	110.319	<u>1.558</u>	<u>10.027</u>	0.1617	<u>-1.13</u>

Garçon 5	31	97.403	0.383	1.754	0.0998	2.45
Garçon 6	13	132.564	0.543	2.546	0.1187	0.32
Garçon 7	20	134.200	0.657	1.619	0.0791	0.89
Garçon 8	16	101.349	0.768	4.057	0.1572	2.21
Garçon 9	14	96.171	2.358	6.561	0.1534	-3.32
Garçon 10	19	131.876	0.687	2.967	0.1333	3.25
Garçon 11	30	119.348	0.466	2.083	0.1232	2.29
Garçon 12	23	144.409	0.621	2.893	0.1321	2.45
Fille 1	11	207.893	0.401	2.487	0.0734	0.19
Fille 2	15	243.803	0.861	2.634	0.0760	-0.94
Fille 3	11	110.319	1.558	10.027	0.1617	-0.88

B.2.2.6. Le phonétogramme réduit

L'étendue fréquentielle

On peut voir dans le graphe ci-dessous l'étendue fréquentielle exprimée en Hertz. Les résultats s'avèrent être très hétérogènes d'un individu à l'autre. Cinq garçons ont une étendue fréquentielle entre quinze et dix-neuf demi-tons (conversion des Hertz en demi-tons non représentée), donc inférieure à la norme de deux octaves. Parmi ces sujets, deux d'entre eux n'ont aucune lésion cordale, l'un a un œdème de Reinke I, deux autres ont un kyste cordal. Six autres garçons se situent dans la moyenne avec des étendues de 24, 26, 28, 31 et 33 demi-tons. Seul un individu se distingue des autres : il atteint presque trois octaves avec une étendue de 34 demi-tons. Il est intéressant de remarquer que cette personne a un web sous-glottique (micropalmure laryngée sous-glottique). Les meilleurs résultats ne correspondent donc pas forcément à un status laryngé sans lésion ou anomalie des cordes vocales.

En ce qui concerne les filles, aucune d'entre elles ne parvient à deux octaves : leur étendue correspond à 9, 11 et 14 demi-tons. Ceci n'est pas surprenant, les patients souffrant de nodules vocaux voient leur étendue fréquentielle largement restreinte. En conclusion, on retrouve dans cette situation également, une différence importante entre sujets, au niveau des performances vocales.

Etendue fréquentielle

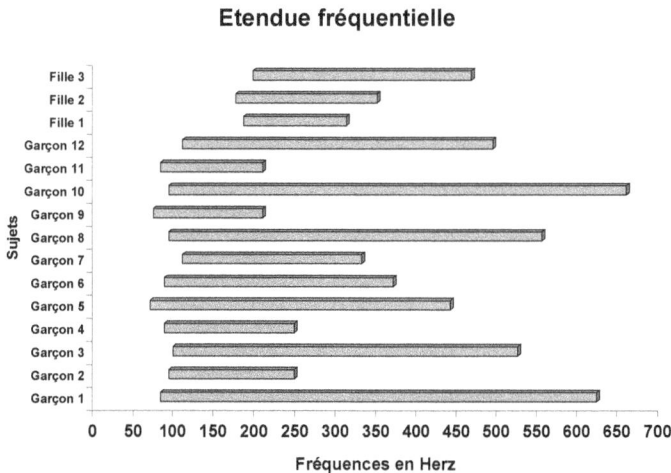

La dynamique d'amplitude

Un seul garçon ne présente pas une dynamique d'amplitude normale (30 dB) : son ambitus correspond à 23 dB. Le phénomène inverse s'observe pour les filles : l'une atteint un seuil de 31 dB, les deux autres se situent à 23 dB.

Les différences interindividuelles se situent donc moins au niveau de l'intensité que des fréquences.

Dynamique d'amplitude

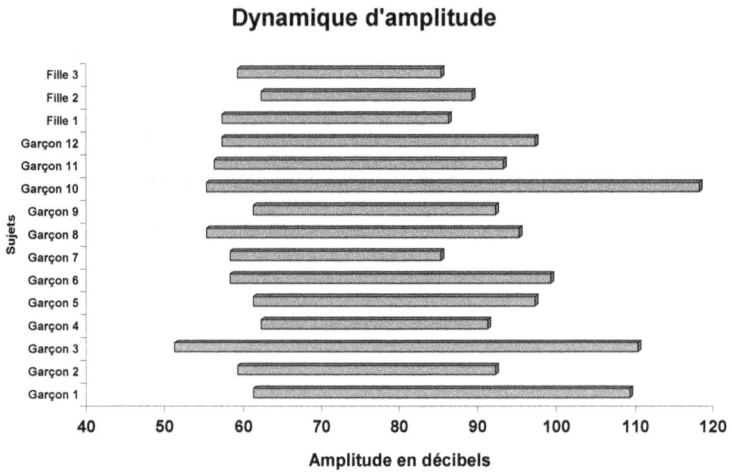

B.3. Vidéostroboscopie

B.3.1. Mobilité des cordes

Toutes les personnes observées au laryngoscope ont une mobilité des cordes vocales symétrique.

B.3.2. Lésion(s) au niveau des cordes

Quatre sur cinq sujets présentent des cordes vocales saines (sans aucune lésion) ; ce sont tous des hommes (Tableau 11). Une cinquième personne (garçon 1) souffre d'une lésion congénitale mais n'a plus de nodules (Figure 8, Photo 1). Deux filles sur trois souffrent encore de nodules vocaux : ceux-ci sont de petite taille (Figure 8, Photo 4). Toutes les filles ont une ou des lésion(s) cordale(s) : la troisième personne aurait soit un petit polype, soit un kyste sur l'une des cordes (Figure 8, Photo 3). Parmi les autres types de lésions cordales (chez les hommes), on trouve des œdèmes de Reinke I à II (œdème chronique des plis vocaux avec accumulation dans l'espace de Reinke d'une substance gélatineuse dite « myxoïde », principalement due à l'intoxication tabagique, plus rarement au forçage vocale [Figure 8, photo 2]), une frange muqueuse, des ébauches de vergeture et des kystes. A nouveau, les résultats obtenus sont très hétérogènes mais on pourrait dire que la plupart des sujets présentent un état sub-normal à normal de leurs cordes vocales et de leur larynx (des sécrétions en grandes quantités sur les cordes vocales sont constatées chez la plupart des gens). La même remarque pourra être faite en ce qui concerne la qualité vibratoire des cordes (voir suite).

Tableau 11 : état des cordes vocales chez les quinze sujets.

	Age [ans]	Lésion (s)	
		Gauche	Droite
Garçon 1	25	« Web » sous-glottique	
Garçon 2	29	-	-
Garçon 3	18	Reinke I	
Garçon 4	24	Reinke I + irrégularité du bord libre 1/3 médian-1/3 antérieur	
Garçon 5	27	-	-
Garçon 6	23	Reinke I (+ ébauche de vergeture ?)	
Garçon 7	29		Kyste sous bord libre 1/3 ant.
Garçon 8	31	Reinke II	
Garçon 9	25	-	-

Garçon 10	20	Reinke I + légère hyperémie	
Garçon 11	19		Kyste 1/3 médian
Garçon 12	19	-	-
Fille 1	24	ReinkeI	Kyste ou petit polype 1/3 médian droit, Reinke I
Fille 2	22	Petits nodules bilatéraux	
Fille 3	25	Résidus nodulaire jonction 1/3 médian-1/3 antérieur	

Figure 8 : exemples de lésions rencontrées chez les sujets

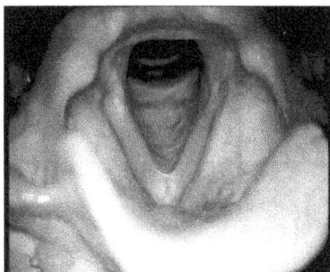

Photo 1 : Garçon 1, web sous-glottique

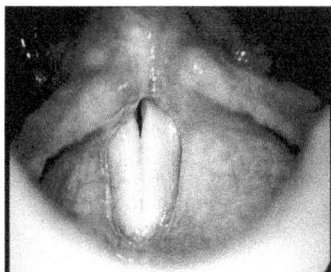

Photo 2 : Garçon 3, œdème de Reinke I

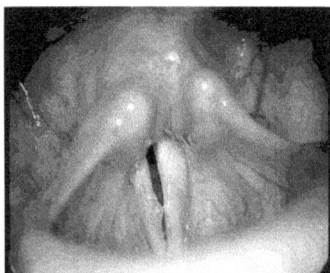

Photo 3 : Fille 1, kyste ou polype sur corde vocale droite

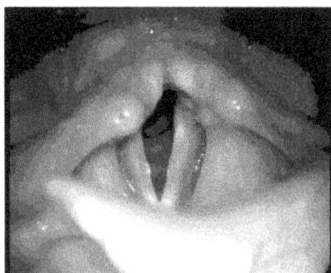

Photo 4 : Fille 2, nodules bilatéraux

B.3.3. Vibration des cordes

La majorité des garçons possède une vibration synchronisée de ses cordes vocales, de forte amplitude, sans rigidité localisée. Par contre, toutes les filles possèdent une vibration irrégulière des cordes vocales. Ceci est à mettre en lien avec les lésions persistantes sur leurs cordes vocales, ce qui altère évidemment la qualité vibratoire des cordes.

B.3.4. Forçage laryngé

Un tiers des sujets (sans distinction de sexe), soit cinq personnes, présente un forçage laryngé, soit par forçage au niveau des fausses cordes, soit par forçage antéro-postérieur. La plupart du temps, ce forçage est modéré. Une seule de ces personnes n'a aucune lésion sur les cordes vocales. Par contre, huit personnes n'exerçant aucun forçage présentent tout de même des lésions laryngées. Les personnes qui présentent à la fois un forçage et des lésions sur les cordes sont au nombre de quatre. On constate qu'il n'y a pas de lien réel entre forçage et lésions cordales.

V. DISCUSSION

A. Par rapport aux hypothèses de départ

Hypothèse I

La thérapie vocale ou les conseils logopédiques reçus ont permis à une partie des enfants dysphoniques devenus adultes (20 pourcents selon Cornut [24]) de retrouver une voix normale (évaluée objectivement et subjectivement). Cette thérapie / ces conseils ont influencé positivement le comportement vocal (hygiène vocale) de ces sujets.

Les résultats obtenus par les sujets lors du bilan vocal sont très hétérogènes. On observe une variation inter- et intra-individuelle importante : en effet, une même personne peut obtenir des résultats très différents d'une épreuve à l'autre et les résultats pour une même épreuve s'avèrent variables d'un sujet à l'autre. Il n'y a donc pas de véritable constance dans les résultats obtenus. On ne peut donc pas affirmer que nos sujets ont réellement retrouvé une voix normale. On peut toutefois distinguer les résultats de trois garçons (1, 5 et 12) : il ont obtenu globalement des résultats normaux et n'ont plus de lésions acquises sur leurs cordes vocales (voir plus loin).

En ce qui concerne l'influence de la thérapie vocale suivie dans l'enfance sur le comportement vocal à l'âge adulte, on ne peut pas faire de lien direct : d'une part, peu de gens ont continué à pratiquer les exercices et à tenir compte des conseils en matière d'hygiène vocale, une fois leur traitement terminé ; d'autre part, parmi les personnes qui ont modifié leur comportement vocal, peu d'entre eux obtiennent véritablement de bons résultats au bilan vocal.

En conclusion, la première hypothèse est confirmée seulement en partie. En effet, selon Cornut (24), vingt pourcents des patients voient leur thérapie vocale réussie. Nous le vérifions dans cette étude : trois sujets sur quinze ont retrouvé une voix normale (vérifiée lors du questionnaire et du bilan vocal). Cependant, ces résultats ne correspondent pas uniquement au suivi d'une thérapie vocale pendant l'enfance. En effet, nous trouvons les cas de figures suivants:

- le garçon 1 n'a *jamais* pratiqué les exercices après le traitement. Il a cependant modifié son comportement vocal ;
- le garçon 5 dit avoir pratiqué les exercices *rarement* après le traitement. Il a su tenir compte de l'environnement (adaptation du niveau sonore) mais il n'a pas tenu compte d'autres aspects en matière d'hygiène vocale ;
- le garçon 12 a pratiqué *parfois* les exercices suite à la thérapie. Il a également tenu compte du bruit environnant et des conseils en matière d'hygiène vocale. Il est surprenant de noter que cette personne affirme ressentir encore actuellement une gêne dans sa voix (il avoue encore crier de temps à autres, ce qui provoque des douleurs au niveau de son cou).

En ce qui concerne la gêne vocale, on ne trouve que quatre personnes (dont deux filles) qui s'en plaignent encore. Tous les autres sujets déclarent ne plus ressentir de gêne vocale, ceci malgré la persistance de lésions sur les cordes vocales et des résultats peu satisfaisants obtenus lors du bilan vocal. On peut émettre l'hypothèse que ces derniers n'ont jamais véritablement réussi à prendre conscience de leur problème vocal. En effet, parmi les sujets prétendant ne pas être gênés par leur voix, une seule personne avait perçue d'elle-même une gêne vocale lorsqu'elle était enfant.

Hypothèse II

La thérapie vocale ou les conseils logopédiques reçus ont permis de faire disparaître les nodules des cordes vocales chez une partie des sujets (des garçons en majorité) et d'obtenir un status laryngé identique à celui rencontré chez une population normale (tout venants, c'est-à-dire une population qui ne présente pas de dysphonie.

Seulement cinq personnes (garçons 1, 2, 5, 9 et 12) sur quinze n'ont plus de lésions acquises sur leurs cordes vocales (le « web » sous-glottique du garçon 1 est une lésion congénitale) :

- le garçon 1 a conservé des cordes relativement saines (on note cependant une légère hypercapillarité et des sécrétions légèrement augmentées). La vibration des cordes vocales est synchronisée et de (très) forte amplitude. On note tout de même un léger forçage postérieur ;
- le garçon 2 a également des cordes saines (sécrétions légèrement augmentées), avec une vibration des cordes vocales synchronisée et de forte amplitude. On note également la présence d'un léger forçage laryngé ;
- les cordes vocales du garçon 5 sont relativement saines (malgré une très discrète frange muqueuse sous le bord libre de la corde vocale gauche). La vibration des cordes vocales est également synchronisée et de forte amplitude. Là aussi, un léger forçage est constaté ;
- le garçon 9 a des cordes vocales saines (avec des sécrétions légèrement augmentées), mais une vibration très légèrement irrégulière sur la corde vocale droite, avec une rigidité localisée sur son bord médian; l'amplitude vibratoire est forte et l'on ne note aucun forçage ;
- les cordes vocales du garçon 12 sont saines (avec quelques sécrétions également), leur vibration est synchronisée mais de faible amplitude. Il n'y a pas de forçage laryngé.

Même si les cordes vocales de ces personnes n'ont plus de nodules, elles ne sont pas pour autant complètement saines (présence de sécrétions importantes, hypercapillarité, frange muqueuse). De plus, on observe une qualité vibratoire diminuée chez deux personnes et la présence d'un forçage chez trois sujets.

En ce qui concerne les dix autres sujets, ils souffrent tous encore de lésions sur leurs cordes vocales, que ce soit un œdème de Reinke I (voire II), un kyste (ou polype) ou encore des nodules.

Il est important de noter également que toutes les filles souffrent de lésions sur leurs cordes vocales et que deux d'entre elles ont conservé des nodules. Cette observation coïncide avec ce que l'on trouve dans la littérature : les nodules disparaissent plus facilement chez les garçons que chez les filles ; on recense plus de nodules chez les femmes parmi la population adulte.

En résumé, aucune de ces personnes ne possède véritablement des cordes saines, avec une bonne qualité vibratoire et l'absence de forçage au niveau du larynx. On ne sait toutefois pas si le status laryngé de ces personnes est très différent de celui rencontré dans une population « tout venant » (population ne présentant pas de troubles de la voix). Ceci nous mène à la question suivante : *A quoi ressemble le status laryngé de personnes « tout venants » ?* (voir suite).

B. Conclusion

Malgré une recherche bibliographique étendue, je n'ai trouvé aucun ouvrage parlant de l'état des cordes vocales chez une population « tout venant ». Il serait donc intéressant d'étudier cet aspect afin de pouvoir établir si les cordes vocales des sujets étudiés sont plus touchées par divers pathologies ou lésions minimes que celles d'une population normale.

En ce qui concerne la thérapie vocale, on ne peut pas affirmer qu'elle ait été vraiment efficace pour ces quinze personnes. Il est vrai que les techniques utilisées pour les thérapies vocales de ces anciens enfants dysphoniques datent d'au moins dix ans. Il serait donc nécessaire de comparer ces anciennes techniques avec d'autres, plus actuelles, ceci afin d'étudier leur évolution et de savoir si elles s'avèrent plus efficaces aujourd'hui. J'ai eu l'occasion de m'entretenir avec une logopédiste travaillant depuis une vingtaine d'années dans l'Unité de Phoniatrie et de Logopédie du CHUV : celle-ci m'a expliqué les principaux changements intervenus durant ces dernière années au niveau de la thérapie vocale chez les enfants:

- on pratique de moins en moins de thérapie proprement dite : on axe plus le suivi sur la guidance, en travaillant principalement avec l'entourage de l'enfant, à savoir sa famille (orientation plus systémique) ; on procède donc à un traitement plus global (on évite ainsi que d'autres membres de la famille souffrent également de troubles de la voix) ;
- en ce qui concerne la thérapie: on utilise beaucoup plus fréquemment des outils informatiques (tels que Sona-Speech ou Speech Viewer). Ces nouveaux outils ont l'avantage de mieux motiver les enfants lors des séances de logopédie.

Il serait donc intéressant de procéder à une étude du même type dans une dizaine d'années auprès d'enfants dysphoniques, suivi actuellement, de manière à savoir s'ils se sont mieux appropriés le traitement logopédique à l'âge adulte et si leur voix, ainsi que leurs cordes vocales sont de meilleure qualité que celle de nos quinze sujets.

Enfin, on pourrait se poser la question de savoir si un suivi à long terme serait plus efficace : axer la thérapie sous forme de guidance mais préconiser un long suivi, sur plusieurs années. Ainsi, l'adolescent(e) continuerait à recevoir des conseils jusqu'à ce qu'il ou elle ait atteint l'âge adulte. Il ou elle éviterait alors de retrouver un comportement de forçage laryngé et d'être candidat à des récidives de lésions sur ses cordes vocales.

C. Problèmes méthodologiques rencontrés

Les principales difficultés d'un point de vue méthodologique ont été rencontrées durant le bilan vocal. En effet, certaines rigueurs méthodologiques n'ont peut-être pas été suffisamment respectées :

- pour les enregistrements vocaux, la distance entre le microphone et la bouche du patient (30 cm) n'a pas toujours été respectée (variation de quelques centimètres), ce qui a pu influencer la qualité de la prise de son de l'enregistreur ;
- lors du phonétogramme, le même problème a été constaté : la distance entre le microphone (casque) et la bouche du patient variait également ; les 30 centimètres recommandés par l'UEP pour la mesure de l'intensité à l'aide du sonomètre ont peut-être varié d'un ou deux centimètre, ce qui engendre des conséquences considérables sur le calcul des intensités.
- Il aurait été souhaitable de faire appel à un jury d'écoute de plusieurs personnes pour les différentes évaluations subjectives de la voix ; ceci n'a pas été fait pour des questions de temps.

D. Si c'était à refaire

Il serait intéressant de procéder à une recherche basée sur le même questionnement, à savoir « Les enfants avec nodules : que sont-ils devenus à l'âge adulte ? » en améliorant certains aspects pratiques :

- établir un questionnaire plus approfondi sur le passé et le présent des sujets interrogés, élargir le cercle des personnes interrogées aux parents, conjoints, etc.

- procéder au bilan vocal en respectant rigoureusement les règles méthodologiques, éventuellement l'exécuter avec une équipe expérimentée.
- Collaborer avec d'autres hôpitaux, institutions et cabinets privés afin d'obtenir un échantillon de population plus élevé, ce qui permettra de procéder à des calculs statistiques et d'avoir des résultats significatifs.
- Faire une étude sur l'état des cordes vocales parmi une population « tout venant », afin de comparer ces résultats avec ceux obtenus dans la présente étude.

Il serait également important de pratiquer une étude longitudinale, afin d'analyser de manière plus approfondie le suivi de certains enfants dysphoniques et pouvoir faire des liens entre le type de thérapie vocale, le suivi et le devenir de la voix du patient.

Bibliographie

1. Heuillet-Martin, G., Garson-Bavard, H., Legré, A. (1995). *Une voix pour tous. Tome 2.* Marseille : Solal.

2. Aronson, A.-E.(1983). *Les troubles cliniques de la voix.* Paris: Masson.

3. Cornut, G. (1983). La voix. *Que sais-je ?* Paris : PUF.

4. Bonfils, P., Chevallier, J.-M. (1998). *Anatomie ORL.* Paris : Flammarion Médecine-Sciences.

5. Dutoit-Marco, M.-L. (1996). *Tout sur la voix.* Lausanne : Editions Favre.

6. Le Huche, F. et Allali, A. (1984). *La voix. Tome 1 : Anatomie et physiologie des organes de la voix et de la parole.* Paris : Masson.

7. Kahle, W., Leonhardt, H., Platzer, W. (1996). *Anatomie 1. Appareil locomoteur.* Paris: Flammarion Médecine-Sciences.

8. Narcy, P., Andrieu-Guitrancourt, J., Beauvilain de Montreuil, C., Desnons, J., Garcin, M. et Morgon, A. (1979). *Le larynx de l'enfant.* Paris: Librairie Arnette.

9. Langman, J. (1976). *Embryologie médicale.* Paris : Masson.

10. Cornut, G., Riou-Bourret, V., Louis, M. (1971). Contribution à l'étude de la voix parlée et chantée de l'enfant normal de 5 à 9 ans. *Folia Phoniatrica, 23,* 381-389.

11. Demard, D. (1988). Le bilan vocal. *Revue de laryngologie, 109* (4), 361-366.

12. Woisard-Bassols, V. (2000). Bilan clinique de la voix. *Encyclopédie Médico-chirurgicale (Elsevier, Paris), Oto-rhino-laryngologie, 20-753-A-10,* 1-12.

13. Le Huche, F. et Allali, A. (1990). *La voix. Tome 2,* fascicule 1 : *Pathologie vocale ; Sémiologie, Dysphonies dysfonctionnelles.* Paris : Masson.

14.Brin, F., Courrier, C., Lederlé, E. et Masy, V. (1997). *Dictionnaire d'orthophonie.* Isbergues: L'Ortho-Edition.

15.Heuillet-Martin, G., Garson-Bavard, H., Legré, A. (1995). *Une voix pour tous. Tome 1.* Marseille : Solal.

16.Dupessey, M., Coulombeau, B. (2004). *A l'écoute des voix pathologiques.* Lyon : Symétrie.

17.Cornut, G. (1991). Etude clinique de la voix dans le cadre du bilan phoniatrique. *Encyclopédie Médico-Chirurgicale.* Paris : Editions Techniques.

18.Dejonckere, Ph. (1985). *Technique de base d'évaluation de la voix.* Louvain-La-Neuve : Cabay.

19.Kay Elemetrics Corporation (2002). *Instruction Manual. Visi-Pitch III /Sona-Speech, Model 3900 / 3600.* New Jersey.

20.Gelfer, M.P. et Fendel, D.M. (1995). Comparisons of Jitter, Shimmer, and Signal-to-Noise Ratio from Directly Digitized Versus Taped Voice Samples. *Journal of Voice, 9* (4), 378-382.

21.Wuyts, F.-L. et al. (2000). The Dysphonia Severity Index : An Objective Measure of Vocal Quality Based on a Multiparameter Approach. *Journal of Speech, Language and Hearing research, 43,* 796-809.

22.Enderby, P. (1997). *Therapy Outcome Measures.* San Diego: Singular Publishing Group Inc.

23.Dejonckere, Ph., Crevier-Buchmann, L., Marie, J.-P., Moerman, M., Remacle, M., Woisard, V. (2003). Implementation of the European Laryngological Society (ELS) – Basic protocol for assessing voice treatment effect. *Revue de Laryngologie, Otologie, Rhinologie, 124* (5), 279-283.

24.Cornut, G. (1971). Les dysphonies chroniques de l'enfant avant la mue. *J.F.O.R.L., 3,* 491-497.

25.Cornut, G. et Trolliet-Cornut, A. (1998). Les dysphonies de l'enfant: aspects cliniques et thérapeutiques. *Rééducation orthophonique, 194,* 9-17.

26.Dumont, A., François, M. (1996). Troubles de la voix et de l'articulation chez l'enfant. *Encyclopédie Médico-Chirurgicale.* (Elsevier : Paris), Oto-rhino-laryngologie, 20752 (A-10), 1-10.

27.Dejonckere, Ph. (1998). Qualité de voix chez l'enfant et facteurs sociaux / environnementaux. *Rééducation orthophonique, 194,* 39-44.

28.Duff, M.C., Proctor, A., Yairi, E. (2004). Prevalence of Voice Disorders in African American and European American Preschoolers. *Journal of Voice, 18* (3), 348-353.

29.Tarneaud, J. (1941). *Traité pratique de Phonologie et de Phoniatrie. La voix-la parole-le chant.* Paris : Librairie Maloine.

30.Niedzielska, G., Glijer, E., Niedzielski, A. (2001). Acoustic analysis of voice in children with noduli vocales. *International Journal of Pediatric Otorhinolaryngology, 60,* 119-122.

31.Le Huche, F. (1987). A propos du nodule du plis vocal chez l'enfant. *Revue de laryngologie, 108* (4), 287-295.

32.Kiliç, M.A., Okur, E., Yildirim, I., Güzelsoy, S. (2004). The prevalence of vocal fold nodules in school age children. *International Journal of Pediatric Otorhinolaryngology, 68,* 409-412.

33.Bluestone, C., McWilliams, B., Musgrave, R. (1969). Diagnostic implications of vocal cord nodules in children with cleft palate. *Laryngoscope, 79,* (12), 2072-80.

34.Le Huche, F. et Allali, A. (1989). *La voix. Tome 3 : Thérapeutique des troubles vocaux.* Paris : Masson.

35.Dejonckere, Ph. (1980). *Précis de pathologie et de thérapeutique de la voix.* Encyclopédie universitaire. Jean-Pierre Delarge.

36.Lupu, P. (1998). Rééducation vocale de l'enfant : écoute ce qui est. *Rééducation orthophonique, 194,* 99-107.

37.Marquis, F. (1998). Expérience clinique de la rééducation vocale de l'enfant. *Rééducation orthophonique, 194,* 61-63.

38.Sarfati, J. (1998). Soigner la voix. Marseille : Solal.

39. Boone, D.-R. (1971). *The voice and voice therapy.* New Jersey: Prentice-Hall, Inc., Englewood Cliffs.

40. Amy de la Bretèque, (1998). Particularités du travail vocal en rééducation. *Rééducation orthophonique, 194,* 31-37.

41. de Montauzan, E. (1998). Apports de la sophrologie en rééducation vocale de la dysphonie de l'enfant hypertonique. *Rééducation orthophonique, 194,* 115-118.

42. Thibault, C. (1998). Voix et oralité chez l'enfant dysphonique. *Rééducation orthophonique, 194,* 93-98.

43. Klein-Dallant, C. (1998). Relaxer l'enfant ou détendre sa voix ? *Rééducation orthophonique, 194,* 85-91.

44. Koppel, H., Arnoux, B., Dejean, Y. (1986). Grands troubles phoniatriques de l'enfant et indications thérapeutiques. *Encyclopédie Médico-Chirurgicale.* Paris : Editions Techniques.

45. Frachet, B., Morgon, A., Legent, F. (1992). *Pratique phoniatrique en ORL.* Paris : Masson.

46. Dejong-Estienne, F. (1998). L'enfant et sa voix. Comment les réconcilier. Le but, les étapes et les moyens qui font la trame d'une rééducation. *Rééducation orthophonique, 194,* 77-84.

47. Heuillet-Martin, G., Seyot, C. (1998). Que deviennent les dysphonies de l'enfant à l'âge adulte ? *Rééducation orthophonique, 194,* 119-124.

48. Enderby, P.M (1983). *Frenchay dysarthria assessment.* Pro-ed, Texas.

Sources internet:

a. Servant-Laval, A. (2003). *Physiologie de la respiration.* www.chups.jussieu.fr/polysPSM/anatfonctPSM2/POLY.Chp.8.html (20.08.05)

b. *De Bodt, m., Floris L., Wuyts, F.-L. (2005).The Dysphonia Severity Index (DSI)Basics and Clinical Interpretation.* www.lingcom.de/germany/products/lingWAVES/clinical/lingWAVES_p honetogram_pro/dsi_description.htm (07.07.05)

c. *Dysphonies : l'analyse objective et instrumentale de la voix*
lapc.free.fr/tutorials/analyse%20voix.pdf (07.07.05)

d. *Voice.3.Shimmer*
www.fon.hum.uva.nl/praat/manual/Voice_3__Shimmer.html (07.07.05)

e. Zhao, S.-G., Sun, Y.-H., Wang, S.-P., Jia, C. *Study of Vocal Fold Vibration Characteristics Based on HNR in Transmitted Sound Signal.*
www.paper.edu.cn/scholar/download.jsp?file=sunyihe-11 (05.07.2005)

f. *Evaluation of cepstrally derived harmonics-to-noise ratios in voice signals.* Ppgb, June 16, 2004
icv2004.free.fr/download/akande.pdf (05.07.05)

ANNEXES

Annexe 1 :

Questionnaire

Date :
Monsieur   Madame   Mademoiselle

Nom :   Prénom :

Profession :   Date de naissance :

Lorsque vous étiez enfant...

1. Avez-vous suivi un traitement logopédique ?   oui
   non

2. Raisons de la consultation logopédique :   nodules
   autre motif

3. Une gêne vocale a été perçue...
   oui, par...   moi-même   mes parents   une tierce
   non   personne

4. Aviez-vous personnellement envie de changer quelque chose à votre
   voix ?
                                                      oui   non

5. Est-ce qu'un autre membre de la famille a eu des problèmes de voix ?
                                                      oui   non

6. A la maison, le niveau sonore des conversations familiales était plutôt...
   très fort   m oyennement fort   calme   ne sait pas

7. La radio ou TV était-elle souvent allumée pendant les conversations ?
                                         oui   n o n   ne sait pas

8. Comment décriveriez-vous votre caractère lorsque vous étiez enfant, sur
   une échelle de 1 à 6 (entoure le chiffre qui vous convient) ?

Calme	1	2	3	4	5	Nerveux
Peu bavard	1	2	3	4	5	Très bavard
Criant rarement	1	2	3	4	5	Criant fréquemment

9. Vous souvenez-vous de quelques conseils/exercices que votre logopédiste vous avait donnés ?   o u i   n o n

Si oui, précisez :

10. Vous avez suivi les conseils ou pratiqué les exercices donnés par le (la) logopédiste ou le médecin ORL :

Pendant le traitement :

régulièrement   parfois   rarement   jamais

11. Après le traitement :

régulièrement   parfois   rarement   jamais

Actuellement...

12. Ressentez-vous une gêne dans votre voix ?   o u i   n o n

Si oui, précisez :

13. Comment ressentez-vous votre voix actuellement, sur une échelle de 1 à 5 ? (Entourez le chiffre qui vous convient)

Reposée	1	2	3	4	5	Fatiguée
Pénible	1	2	3	4	5	Facile
Sonore	1	2	3	4	5	Sourde
Agréable	1	2	3	4	5	Désagréable
Pure	1	2	3	4	5	Rauque
Faible	1	2	3	4	5	Puissante
Féminine	1	2	3	4	5	Masculine

14. Actuellement, le niveau sonore des conversations dans votre foyer est plutôt :

très fort   m oyennement fort   plutôt calme   très calme

15. Avez-vous dû refaire par la suite un traitement de voix ?   o u i   n o n

16. Suivez-vous actuellement un traitement logopédique ou consultez-vous un ORL pour la voix ?   o u i   n o n

Si oui, depuis :......... (mois) ....(année)

17. Le problème de voix que vous avez eu enfant a-t-il orienté votre choix professionnel ?   oui   non

18. La thérapie vocale ou consultation ORL que vous avez eue enfant a-t-elle changé votre comportement en matière d'hygiène vocale ?

       o u i   n o n

D.H. / 02.12.04

Annexe 2 :

Echelle bipolaire d'autoestimation vocale (selon Dejonckere, 1985)
La voix que J'AIMERAIS avoir serait :

reposée	fatiguée
pénible	facile
sonore	sourde
inexpressive	expressive
décontractée	contractée
fabriquées	naturelle
agréable	désagréable
pure	rauque
engorgée	posée
faible	puissante
féminine	masculine

MA voix est actuellement (telle que je la ressens) :

reposée	fatiguée
pénible	facile
sonore	sourde
inexpressive	expressive
décontractée	contractée
fabriquées	naturelle
agréable	désagréable
pure	rauque
engorgée	posée
faible	puissante
féminine	masculine

Annexe 3 :

Bilan vocal

Lecture de texte
    Voix conversationnelle :

    Projetée :

    En voix aiguë :

    En voix grave :

Quotient phonatoire
    /a/ tenu :   durée :
                 durée :
                 durée :

        spirométrie : 1er essai :
                      2ème essai :
                      3ème essai :

voix chantée
    gamme :

    sirène /i/ (intensité + hauteur) :

Phonétogramme (imprimer)

<u>Annexe 4 :</u>

*<u>Texte utilisé pour la lecture (voix conversationnelle,
projetée, grave, aiguë)</u>*

Le lendemain matin, Frédéric prit la route de Givet

pour se rendre à son cours. C'était la dernière

semaine de classe avant les vacances.

Annexe 5:

Bilan vocal Cotation
Timbre :
G   importance globale de l'altération du timbre
R   caractère éraillé de la voix
B   caractère voilé de la voix
A   caractère asthénique, hypotonique de la voix
S   caractère hypertonique de la voix, forcé de la voix
I   caractère variable de l'altération du timbre

Cotation entre 0 (normalité) et 3 (altération maximale)
Les paramètres A et S s'excluent mutuellement (l'un des deux devant forcément
être coté 0).

Hauteur :		Intensité :	
B+	très basse	f	faible
B-	basse	f-	plutôt faible
N	normale	N	normale
H-	haute	F-	plutôt forte
H+	très haute	F	forte
Var	variable	Var	variable

Lecture de Texte :

Voix simple :
Timbre :   G   R   B   A   S   I

Hauteur :   B+   B-   N   H-   H+   Var

Intensité :   f   f-   N   F-   F   Var

Voix projetée :
Timbre :   G   R   B   A   S   I

Hauteur :   B+   B-   N   H-   H+   Var

Intensité :   f   f-   N   F-   F   Var

Voix aiguë :
Timbre :   G   R   B   A   S   I

Hauteur :   B+   B-   N   H-   H+   Var

Intensité : f   f-   N   F-   F   Var

Voix grave :
Timbre :   G   R   B   A   S   I

Hauteur :   B+   B-   N   H-   H+   Var

Intensité : f   f-   N   F-   F   Var

Voix chantée :
Gamme :   mélodieux +/- mélodieux   non mélodieux

Sirène (variation intensité) :
1   capable de changer le volume d'une façon contrôlée
2   changements de volume mais progression très irrégulière
3   changement très limité de volume et grande difficulté de contrôle
4   pas de changement de volume ou volume toujours très faible ou très fort.

Annexe 6 :

<u>Laryngoscopie</u>

Mobilité :

Lésion(s) :   G   D

                  _____   _____

Type :   _____   _____

Vibrations :   Synchronisées

                Irrégulières

                Rigidité localisée

                Amplitude forte

                Amplitude faible

Forçage (fausses cordes / compression antéro-postérieure) :

                OUI   NON

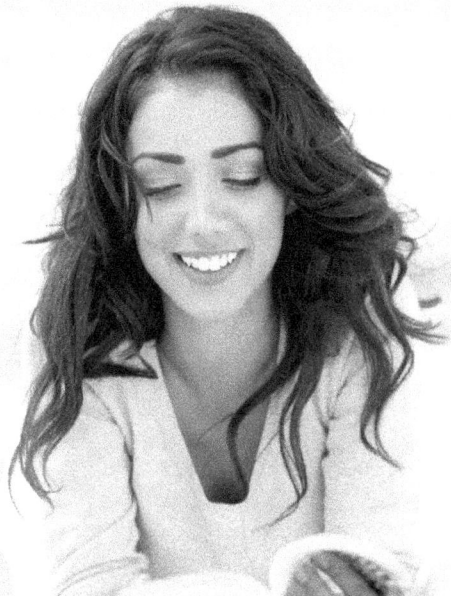

www.ingramcontent.com/pod-product-compliance
Lightning Source LLC
Chambersburg PA
CBHW021102210326
41598CB00016B/1298